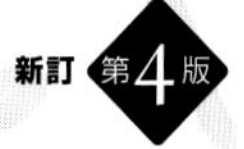

Practical Guide to Antimicrobial Stewardship in Healthcare Facilities

感染症診療の手引き

正しい感染症診療と抗菌薬適正使用を目指して

編著：感染症診療の手引き編集委員会

Signe

感染症診療の手引き編集委員会

新訂第4版 編集主幹

河村一郎	大阪国際がんセンター　感染症センター／感染症内科
鈴木　純	岐阜県総合医療センター　感染症内科
羽田野義郎	帝京大学大学院公衆衛生学研究科　専門職学位課程／板橋中央総合病院　抗菌薬適正使用支援チーム
森岡慎一郎	国立国際医療研究センター病院　国際感染症センター／総合感染症科

新訂第4版 編集委員（カッコ内は担当項目）

赤沢　翼	元国立国際医療研究センター病院　薬剤部［III-1］［V］
赤澤奈々	愛知県がんセンター病院　感染症内科［IV-6］
秋山裕太郎	国立国際医療研究センター病院　国際感染症センター／総合感染症科［III-4］
雨宮哲郎	相澤病院　総合内科［IV-8-1）2）3）］
石金正裕	国立国際医療研究センター病院　国際感染症センター／総合感染症科／AMR 臨床リファレンスセンター［III-7］
市村康典	国立国際医療研究センター　国際医療協力局［IV-2-4）］
伊東直哉	愛知県がんセンター病院　感染症内科［VI］
氏家無限	国立国際医療研究センター病院　国際感染症センター／総合感染症科［IV-2-2）3）］
枝川峻二	静岡県立静岡がんセンター　感染症内科［IV-8-4）5）］
大島　良	岐阜県総合医療センター　感染症内科［IV-3-3）4）］
大曲貴夫	国立国際医療研究センター病院　国際感染症センター［I］
奥濱絢子	国立国際医療研究センター病院　国際感染症センター／総合感染症科［IV-5-1）］
川島　亮	国立国際医療研究センター病院　国際感染症センター／総合感染症科［IV-2-2）3）8）］
河村一郎	大阪国際がんセンター　感染症センター／感染症内科［III-5］
岸田直樹	一般社団法人 Sapporo Medical Academy　感染症コンサルタント［IV-1］
木下典子	国立国際医療研究センター病院　国際感染症センター／総合感染症科［III-4］［IV-7-2）］
忽那賢志	大阪大学大学院医学系研究科・医学部　感染制御学講座／大阪大学医学部附属病院　感染制御部［IV-10-1）2）3）］
倉井華子	静岡県立静岡がんセンター　感染症内科［II］［IV-8-1）2）3）4）5）］
齋藤　翔	国立国際医療研究センター病院　国際感染症センター／総合感染症科［IV-2-8）］

篠原　浩　京都大学大学院医学研究科　臨床病態検査学／京都市立病院　感染症内科［IV-2-6)］
鈴木　純　岐阜県総合医療センター　感染症内科［IV-3-3）4)］
鈴木哲也　国立国際医療研究センター病院　国際感染症センター／総合感染症科［IV-7-1）2)］
谷崎隆太郎　市立伊勢総合病院　内科・総合診療科［IV-5-2)］
寺田教彦　筑波大学附属病院　感染症科［IV-9-2）3)］
中屋雄一郎　静岡県立静岡がんセンター　感染症内科［IV-9-1)］
野本英俊　国立国際医療研究センター病院　国際感染症センター／総合感染症科［III-2、3］
橋本武博　大分大学医学部附属病院　感染制御部［IV-2-7)］
羽田野義郎　帝京大学大学院公衆衛生学研究科　専門職学位課程／板橋中央総合病院　抗菌薬適正使用支援チーム
早川佳代子　国立国際医療研究センター病院　国際感染症センター／総合感染症科［IV-7-1)］
藤谷好弘　札幌医科大学医学部　感染制御・臨床検査医学講座［IV-4-1)］
細川貴弘　岐阜県総合医療センター　感染症内科［IV-3-1）2)］
的野多加志　飯塚病院　感染症科［IV-4-2)］
武藤義和　公立陶生病院　感染症内科［IV-2-5)］
望月敬浩　静岡県立静岡がんセンター　RMQC 室［V］
森岡慎一郎　国立国際医療研究センター病院　国際感染症センター／総合感染症科［III-6］［IV-5-1)］
守山祐樹　JCHO 東京高輪病院　感染症内科［IV-2-1)］
山元　佳　国立国際医療研究センター病院　国際感染症センター／総合感染症科［III-2、3］
山本修平　静岡県立静岡がんセンター　感染症内科［IV-6］
山本泰正　静岡県立静岡がんセンター　感染症内科［IV-9-1）2）3)］

所属は発行時のもの。

新訂第3版 編集委員

石井隆弘、伊東直哉、上田晃弘、大曲貴夫、冲中敬二、河村一郎、岸田直樹、倉井華子、具 芳明、齋藤 翔、鈴木 純、羽田野義郎、藤田崇宏、望月敬浩、森岡慎一郎、山内悠子

新訂第2版 編集委員

上田晃弘、大曲貴夫、冲中敬二、河村一郎、岸田直樹、倉井華子、具 芳明、鈴木純、羽田野義郎、藤田崇宏、望月敬浩

初版 著者

大曲貴夫

50 音順

診療の心得

一、患者さんの人となり、即ち背景をつかむ。
関係構築、そして適切な推論のため。

二、第一印象をもとに、これを仮説として、
診療をすすめる。

三、病歴と身体診察の情報から病態を考える。
病態をうまく説明するために、更に情報をとる。

四、キーワードの組み合わせで診断を考えてはならない。
経過と病態が捨象される。
臨床推論は試験の正解選びではない。

五、原因微生物の名を具体的に挙げる。
挙げられないなら、先に進むべきではない。

六、経過観察は明確な目的のもとに行う。
無計画な経過観察は、患者さんの時間を
失うだけ。

以上を何十回も何百回もくり返す。

大曲貴夫

新訂第４版の序

本書の第１版の前書きで私は、「医療は時代とともに変化していきます。感染症診療も例外ではありません」と書きました。そして10年が経ちました。

医療を取り巻く環境は大きく変わりました。私たちは「感染症は既に終わった分野」と言われながらも、問題山積みの現場をなんとかせねばと汗を流してきました。第１版が出版されてから５年後の2016年には、国の薬剤耐性（AMR）対策アクションプランが定められました。国が感染症に対してアクションプランを制定したことは、私たちにとって大変大きな出来事でした。

そしてそのさらに５年後の今。私たちは新型コロナウイルス感染症と戦っています。新型コロナウイルス感染症は市民一人ひとりの生活を、世界全体で、根底から、揺さぶっています。私たちは感染症とは主に医療の場という、社会の中でも特殊な場で接してきました。しかし新型コロナウイルス感染症を通じて、感染症と対峙するとは社会全体で対峙することなのだ、ということを学びました。数世紀前のペストの流行や、100年前のスペイン風邪の流行で世界が経験したことを、今私たちは経験しているわけです。

そこでわかったのは、有事には当たり前のことができないということです。有事に当たり前のことをやろうとすれば尋常ではない気力と、それを実現するための労力が必要です。有事には、微生物学的診断さえままならない。その前提である検体採取さえままならない。医療資材が不足することもある。感染症への恐怖などの諸々の障害のために、診療に関わる人の数が限られてくる……。数え上げればきりがありません。新興感染症に対峙する場ではあまりにも制約が多すぎます。無手勝流が通用するような甘い場ではありません。そこでできることは何か。患者さんの話をよく伺ってきちんと診察をして情報を得ること、日々丹念に患者さんを観察すること、状態が悪化したときにはその原因を根本から考えることに集中することです。このような厳しい場だからこそ、感染症診療の根本的な考え方に立ち戻り、当たり前のことを再びできるようにするために、徹底的に努力する必要があることを学びました。そして頑張っていれば、少しずつですが現場が変わっていくことも今まさに日々経験しています。

最終的に頼れるのは、ものの考え方、診療のあるべき姿、原則であると痛感しています。それなしには、いざというときに動けない。だからこそ当たり前のことをきちんと身に付けておく必要があるわけです。このようなタイミングで、本書の第４版が世に送り出されます。多くの方々の参考になることを願っています。

2021年８月７日　大曲貴夫

新訂第1版の序

近年、適切な感染症診療を行なうことが医療者の関心の的となっています。当然教育が必要となるわけですが、適切な感染症診療の方法を、現場の診療で実践できるレベルで説明・解説することは容易ではありません。

私は感染症の臨床および教育を行なう1人の医師ですが、自身の実践することや教育することが空理空論にならぬよう、そしてその内容を客観的な目にさらして継続的に改善していくためにも、「現場の診療で実践できるレベルで説明・解説」するための手引きが必要であると痛切に感じていました。そのために作成したのが「感染症診療の手引き」です。具体的には、感染症診療の基本的な考え方と病歴・身体所見の取り方に始まり、各臓器の感染症を診断するためのポイント、実際標的となる微生物、使用すべき抗菌薬、その用法用量などについて記載しました。

医療は時代とともに変化していきます。感染症診療も例外ではありません。私たちは静岡県立静岡がんセンター感染症内科の同僚・後輩との実践においてこの手引きの内容を何度も何度も検討する中で、多くの問題点に気付くことができました。また、この手引きは著作権を主張しないオープンソースとして日本の多くの医療機関の方々に使っていただいており、その方々からも改訂を望む多くの声が寄せられていました。そこで、当科の現役およびOB/OGの力を結集して、この手引きを改訂することとなりました。

この手引きには、あらかじめご説明しておくべき点がいくつかあります。

この手引きは、まず感染症診療の基礎的な考え方、病歴や身体所見の取り方、各臓器感染症を正しく診断するための基本的なポイントから記載されています。実際に感染症の診療を適切に行なうには、感染症の診療に対する基本的な考え方を理解していること、情報収集（病歴・身体所見、検査など）を適切に行なうことがきわめて重要です。

医療現場で感じるのは、医師の基礎的な技量としての病歴聴取・診察が軽視されており、検査所見ばかりが注目されていることです。例えば、症例提示をさせると、いきなり検査値の提示から話を始める若い医師がいます。検査というものは、病歴と身体所見をきちんと取って、検査前に疾患の検査前確率を高めたうえでオーダーして行なわなければなりません。そうしないと、「偽陽性」「偽陰性」といった振る舞いをして臨床医をだまし、迷わせます。実際、「あの検査さえオーダーしなかったら、この結果にこんなに迷わずに済んだのに……」という声を現場でよく耳にします。

臨床医学には様々な分野がありますが、中でも臨床感染症学は、病歴や身体所見の重要性が高い分野です。ここを軽視しては先に進めません。その意味でこの手引きでは、病歴聴取・身体所見、正しい検査の進め方といった感染症の基本的なアプローチ方法にも焦点を合わせました。

この手引きにはまだまだ多くの欠点があることは筆者も充分承知しております。例えば、文献的な判断の根拠が乏しい部分については「歴史的な知見」を重視しましたが、それでも判断がつかない点については編集メンバーによる判断で記載しているところもあります。抗菌薬の選択についても異論のある方は多いと思います。ただし、これは「形のないものを形にする」以上、ある程度は避けられない点であり、ご理解いただきたいと思います。むしろ、ぜひ内容に対する建設的なご意見をいただければ幸いです。

この手引きが現場で使えて、なおかつ教育効果のあるものとなっているかどうか、これればかりは読んで使っていただく皆様に判断していただくしかありません。皆様の忌憚なきご意見をお待ちしています。そうしたご意見の中から新しい知見が生まれ、それを取り込むかたちでこの手引きを成長させていければと考えています。

2011 年 11 月 1 日　大曲貴夫

ご案内

○本手引きの内容はいわゆるオープンソースです。商用利用でない限り、本手引きの内容の利用は自由であり、それにあたる申請は不要です。医療施設における抗菌薬適正使用マニュアルの素材としてもご活用いただけます。

○ダウンロード付録として、電子書籍版（PDF版）および「枠組みワードファイル」（本手引きを自施設の抗菌薬適正使用マニュアルとして利用する際の拡張用フォーマット。Ⅳ章とⅤ章のみ）をご用意しました。巻末の綴じ込みシール内をご参照ください。

I

症例アセスメントの手引き

1　病歴聴取

【主　訴】

- 患者の訴える健康上の問題を、患者の言葉で記載。
  - 患者の訴える健康上の問題は、実際の病態とは一見関係ないようにみえることがある。
  - よって患者の言葉が与える表層的な印象をそのまま受け取って診断すると、誤診することがある。
  - 主訴をよく聞いて、そもそもなぜそのような主訴が出てくるのか、その裏にある病態を徹底的に考える。
- コンサルテーションの場合：
  - どの科のどの医師から、どの用件でコンサルテーションが来たか記載する。
  - 不明な点は主治医に積極的に電話などで必ず確認する。
  - この確認を怠ると、相手のニーズとずれた対応をしてしまうことになる。

【病歴聴取】

1 現病歴

受診（コンサルテーション）の原因となった一連の出来事について、時間の流れに沿って具体的に記載する。現病歴を読んだり聞いたりする人が、経過について具体的にイメージできるように書くことを心がける。

2 既往歴

1）患者の把握･管理上、重要な疾患の有無（高血圧、糖尿病、脂質異常症、虚血性心疾患、不整脈、がん、消化性潰瘍、腎疾患、肝疾患、脳血管障害、喘息、結核の既往など）に関しては、漏らさず聴取して記載する。その際、

①重大な基礎疾患の有無

②これまでに受けた治療

についての情報がきわめて重要である。これらの情報は詳細にわたって把握しておく。

2）主要な感染性疾患（結核症、性感染症、肝炎ウイルス感染など）

3）手術歴（重要）

- 術後感染症の場合は､感染の機序を理解するうえで術式の把握が必須。
- 術後感染症の場合は術式、術中トラブルの有無、人工物使用の有無、手術時間、術中輸血の有無などを確認。
- 不確かな場合は手術記録など記録にさかのぼって確認する。

4）外傷、事故

- 人工物の留置はないかどうかなど。

5）アレルギー

- 食物、薬剤などについて記載する。
- 「抗菌薬アレルギー」を訴える患者は多い。患者によっては、抗菌薬の使用後に起こった症状をすべて「アレルギー」だと訴えることがある。この場合、医学的な診断を受けていない場合も多い。まずは薬物の使用後にどのような症状が起こったかを具体的に確認する。これをもとに実際にアレルギーであった可能性が高いかどうかを判断する。

そのうえで即時型か遅発型かを判断し、プロブレムリストに記載し、その後の医療対応に反映する。

3 服用中の薬剤

服用中・投与中の薬剤はすべて把握する。特に、

①ステロイドなどの免疫抑制薬

②抗微生物薬

が重要である。また、抗微生物薬と相互作用のある薬剤（例：ワルファリンなど）もあるため、この点に注意する。

4 社会歴

1）基本的な社会背景である出生地、国籍、居住地、結婚の有無、子どもの有無、同居している者の有無などを尋ねる。職業も過去にもさかのぼって尋ねる。患者の人となりから、起こりうる健康の問題が推察できる。

2）嗜好品の使用
- 喫煙：1日何本を何年吸っているか。
- アルコール摂取：どの程度の頻度で、一度にどれくらい飲むか。
- その他の薬剤使用（非合法ドラッグなど⇒適宜尋ねる）

3）曝露歴
- ペットの有無、その他の動物への曝露
- 自然環境への曝露
- 最近の旅行歴（海外旅行を含む）
- 最近の病人（呼吸器疾患や熱性疾患を有する）への曝露
- 居住歴（海外居住歴など）

4）性的活動（適宜尋ねる）
- 患者に性感染症の可能性がある場合、必須項目である。

5 家族歴

家族の健康状態について。特に感染症に関連したもの。

6 病人への曝露（sick contact）

7 システムレビュー

1）システムレビューをとることで患者の問題（患者自身が自覚していないこともある！）を漏れなく把握可能である。

2）現病歴で扱われなかった臓器すべてについて症状の有無を尋ねる。

3）身体所見をとりながら行なうと漏れなく聴取できる。

2　身体所見

【診　察】

- 全身をくまなく診察できる技術を身に付けておく。
- 問診で異常が予想される点は特に重点的に行なう。
- 問診から病態を予想しつつ所見をとり、得た所見から病態をさらに深く解釈しながら診察を行なう。

> 経験のある医師からは、「全身の身体診察を行なうことは時間がかかって無駄である」との声が聞かれることがある。確かに経験のある医師は視診と病歴聴取のみで短時間に診断仮説を立てることが可能である。よって外来など時間が限られている場では、身体診察はその仮説に関連した部位のみに特定して行なうことが現実的な診療態度ではある。しかし、研修医は身体診察の技術そのものの修練がまだ不十分である。ある程度時間がかかっても身体診察の修練としての全身の診察は必要である。

1 まず一般的な情報から

1）身長・体重：重篤な患者ほど重要であり、体重は重症患者ほど最初にきちんと測定しておく。摂取エネルギーや薬剤量、輸液量その他の考慮に必要。

2）バイタルサイン：血圧（volume loss や起立性低血圧を疑う患者では立位と臥位で）、脈拍、呼吸数（頻呼吸は循環不全･呼吸不全やアシドーシスの有無を示唆）、体温、SpO_2（酸素流量を併記）など。

2 意識状態

JCS および GCS にて記載。意識状態の変動する病態（神経疾患や敗血症など）の評価とフォローに有用（外傷、脳血管障害、敗血症その他）。

3 頭　部

1）頭部：形、毛髪、頭皮、副鼻腔の圧痛や叩打痛、側頭動脈怒張・圧痛など

2）眼：視野、眼球運動、対光反射、複視の有無、眼球および眼瞼（色調と結膜の浮腫や充血）、眼底所見（浮腫や出血、血管の変化）

3）耳：聴力（Weber test、Rinne test）、鼓膜および耳道、耳介牽引痛

4）鼻：鼻中隔、粘膜、鼻茸、鼻汁、出血（耳鏡などを使用してのぞき込む）

5）口腔、咽頭：口腔粘膜（発疹や潰瘍）、舌（乾燥か湿潤か、付着物はないか、偏位はないか、発赤はないか）、扁桃および口蓋弓（腫れて張り出していないか）、口蓋垂（偏位はないか）、咽頭（後鼻漏を含む）、口唇、歯肉（唇をめくってみる）

4 頸　部

1）JVD（45 度座位で）、hepatojugular reflux

2）bruit（聴診器を用いる。甲状腺、頸動脈の病変は脳血管障害では必ず。AS では狭窄音が放散する）

3）neck stiffness

5 リンパ節

- 単領域の異常か、多系統の異常かをみる。
- 下記の複数の領域でリンパ節腫大があれば、全身の系統的疾患を考慮。

1) 頸部（胸鎖乳突筋の前方と後方を区別して触れる）
2) 耳介前部・後部
3) 鎖骨上部
4) 腋窩
5) 滑車
6) 鼠径部

6 胸　部

1) 胸郭の形（結核後遺症など）
2) 運動の左右差：気胸、広範な無気肺、横隔膜直下の腹腔内感染などでは病側の動きが極端に悪くなる。
3) 呼吸音：前胸部および背部から聴く、連続性の音（wheezes、rhonchi）および断続性の音（fine crackles、coarse crackles）の判別。断続性の音は吸気時の早期で聞こえるか、後期で聞こえるか、全区間で聞こえるか。呼吸音そのものの強さ（肺気腫や挿管寸前の気管支喘息では呼吸音が低下）。
4) PMI（point of maximal impulse）：手のひらで左前胸部を触れて、拍動が何処で触れるかを確認。左鎖骨中線より左にあれば心肥大を示唆。心窩部に PMI があるときは、通常は右室の拍動を触れるものであり、右室肥大を示唆。
5) 心音：Ⅰ・Ⅱ音の様子（Ⅰ音は心不全や僧帽弁逆流で低下）、Ⅲ音（心室急速充満音：心筋のコンプライアンスが低い場合に起こる）、Ⅳ音（atrial kick：心房負荷時）
6) 心雑音：最強点、phase（収縮期か、拡張期か）、ピッチ、Levine 分類

7 腹　部

1) 腸蠕動音:触診の前に行なう。しばらく聴いて少しでも音がすれば正常。
2) 腹部の形と触感：肥満があるか痩せているか、硬いか柔らかいか。腹水貯留例では臍ヘルニアがあることも。
3) 肝と脾臓および腎臓の触知
4) 触診：腹壁の緊張、圧痛の有無、腫瘤の有無、大動脈瘤を触知できることも多い。
5) 再び聴診：bruit の有無⇒ 腹部大動脈瘤や腎動脈狭窄など。

8 背　部

1) 肋骨脊柱角の叩打痛を確かめる。腎臓の診察では双手診も重要。
2) 腰痛症⇒脊椎の叩打痛・圧痛はないか、傍脊椎部の圧痛はないか。

9 鼠径部

1) 鼠径部：bruit の有無、リンパ節腫大、ヘルニア

2）必要があれば陰股部も⇒ *Candida* などの真菌症も多い。

10 直腸診

1）前立腺の硬さ、形および圧痛の有無。

2）その他の圧痛はないか、異常な mass や硬結はないか。

3）肛門部およびその周囲の fistula 形成や、滲出液はないか。

4）痔はないか。

11 四　肢

1）皮疹はないか。

2）前脛骨部の浮腫の有無。

3）関節炎などの有無（water floating sign など）。

12 皮　膚

1）色、圧痛、皮疹（紅斑、紫斑を含む）、末梢のチアノーゼの有無。

2）爪の所見は、栄養状態や感染症の有無（特に敗血症）の判定に有用。

13 血　管

1）触れやすい動脈はすべて触れる。特に冠動脈疾患を有する患者や動脈硬化の強そうな患者。

2）間歇性跛行⇒下肢動脈圧も測定。膝窩および足背、後脛骨動脈の触知。

14 神経学的所見

1）精神状態：漠然としたものではなく、以下のように分けられ、客観的に評価可能である。

①意識状態：JCS、GCS で記載。

②見当識：時間や場所、人に対する見当識（疑えばすぐに質問）。

③構語障害および失語の有無。

④認知症の程度⇒長谷川式スケール

2）脳神経

Ⅰ　におい（タバコのにおいなど）

Ⅱ　視力、視野（脳血管障害などで障害される）

Ⅲ　対光反射および眼球運動

Ⅳ　眼球運動

Ⅴ　顔面の知覚、咬筋

Ⅵ　眼球運動

Ⅶ　顔面筋の運動および舌の味覚

Ⅷ　聴力

Ⅸ　味覚、嚥下

Ⅹ　嚥下

Ⅺ　僧帽筋運動

XII　会話、嚥下

3)　運　動

①バレーサイン、フーバーサイン、膝立てテストで簡単に筋力評価

②それが駄目なら腕・足落下試験

③徒手筋力テスト

④関節のトーヌス

⑤不随意運動の有無

4)　協調運動

① NFN test

② HK test

③腕回内回外試験

5)　反　射

①左右差

②異常反射

6)　知　覚

①表在覚：温痛覚

②深部覚：位置覚、振動覚

③その他の異常知覚（しびれ感など）

7)　歩行、平衡感覚

① Romberg sign

② Gowers sign

③歩行パターン（小脳は wide-based gait など）

8)　膀胱直腸障害

①直腸診：肛門筋のトーヌスがわかる。

② 1 回尿量、回数など

3 症例評価とプランの立案

【アセスメント】

1 患者の有する臨床的問題点（症状、検査所見、身体所見）をプロブレムとしてまとめていく

1）単にキーワードの時系列・関係性を無視した平板的羅列ではいけない！！！　患者の病像を形成する主たる問題点を、1文で示す。疾患の成立までの経過が目に見えるようにストーリー化して示すこと。これにより問題を病態生理学的に把握するうえでの仮説が立てやすくなる。

2）患者の問題が複雑で多臓器・多系統にわたっている場合は、問題点を全部同時に扱うと混乱する。複雑な問題を一気に解くのは無理である。このような場合は、複数の問題に分けて考える。問題を臓器ごと、系統ごとなどにまとめて、#1、#2、#3……のように別々の問題点として考えていく。そしてこれらの問題を最終的に統合して考えることで、患者の問題点の全体像を把握することができる。

3）患者の体で何が起こっているのかを徹底的に考え、筋道立てて説明できるようになれば、医学的な問題の解決に向かうことができる。

2 プロブレムごとに、病態の議論を行なう

1）まず患者のどの臓器、系統に問題が起こっているかを検討する。

2）次に患者の問題が感染であるか、あるいは非感染性疾患であるかを検討する。絞りきれないときは、ともに可能性があるものとして鑑別診断に記載する。

3）感染が疑われる場合には、原因微生物の推測を行なう。これは患者背景と感染臓器が判明すれば、決まってくる。各患者背景・臓器ごとに代表的な原因微生物を知っておく。わからないときは成書・教科書・総説などをみれば知ることができる。

4）問題点ごとに鑑別診断の「重み付け」を行なう。

①参考までに、静岡県立静岡がんセンター感染症内科および国立国際医療研究センター病院国際感染症センターでは鑑別診断をS/O(suspicious of：診断の蓋然性が高いもの)、R/O(rule out：診断の蓋然性は低いが、疾患の予後の重大性や進行の急速性の観点から留意しつつ診療すべきもの）の2つに分けて記載している。

②特にR/Oで挙がる疾患については、除外できるまでは「存在するかもしれない」と留意しつつ、漏れのないように対応する。安全な医療の遂行のためにはこのような考え方は必須である。

③鑑別診断の「重み付け」は適切かつ安全な診療のために必須である。蓋然性の高い疾患の診断（rule in）だけを考えて診療をしている医師を時折見かける。これは危険である。重大な疾患は、必ずしも典型的な臨床像では発症しない。よって「非典型的だから」と重大な疾患を棄却すると診療に不具合をきたす。

＊例：「このレントゲン像は結核としては典型的ではない」との理由から結核を鑑別診断から外して診療したが、結局結核であった。結果として多くの患者・医療従事者が曝露し、集団発生の事例となった。少しでも結核の可能性があるならば、曝露のリスクを最小限にする方向で診療をすべきであった。それを怠ったがゆえの結果である。蓋然性が低いことでも実際に起こりうるし、それが重大性が高い疾患であれ

ば取り返しがつかなくなる。

【プラン】

❶ プロブレムリストを毎日整理し、病態を再考し、当日行なうべき診療内容を整理してプランとして明確に示す。

1） まず、今後の診断に必要な検査方法などを記載する（diagnostic plan）。

2） 次に、今後の治療について計画を記載する（therapeutic plan）。
○抗菌薬治療
○手術
○ intervention　など

3） 患者によっては社会的な問題の解決が必要。これについても計画を立てる（social plan）。高齢者の場合は入院を契機に ADL の低下などで以前の生活には戻れないことがある。これを見越して早期から計画を立て、退院・転院調整を行なう。

診療は業務である。漏れやエラーはあってはならない。プランはその日の診療計画そのものである。正確に過不足なく記すこと。プランは自分にとっては To Do リストでもある。プランを整理できていなければその日自分が行なうべきことは不明瞭になり、業務が停滞し、患者に多大な迷惑をかけることになる。

加えて、プランはだれが読んでも理解できるように短い文で明瞭に示す。患者に対応しているのは医師だけではない。他の多くの職種が関わっている。その中で情報がきちんと共有できるよう、わかりやすい記載を常に心がける。

診療録記載の一例

#1
1か月間持続する37℃台の発熱、労作後の倦怠感、両下腿の浮腫、低酸素血症、および胸部X線写真上両肺野での透過性の低下。

ここには患者の病像を形成する主たる問題点を、1文で示す。単にキーワードの平板的羅列ではいけない。疾患の成立までの経過が目に見えるようにストーリー化して示すこと。これにより問題を病態生理学的に把握するうえでの仮説が立てやすくなる。

#1-1
特発性血小板減少症で副腎皮質ステロイド内服中

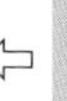

メインプロブレムを考えるうえで留意すべき情報をサブプロブレムとして記す。ここでは、鑑別診断を考えるうえで患者背景（副腎皮質ステロイド使用中で細胞性免疫不全あり）を示した。

【アセスメント】

S/O
肺炎（ニューモシスチス肺炎、CMV肺炎）

S/Oでは診断の蓋然性の高い疾患を挙げる。

R/O
間質性肺炎

R/Oでは蓋然性は高くなくても、除外が必要な重大な疾患を挙げる。

細胞性免疫不全を伴う患者の亜急性の肺炎であり、感染としてはニューモシスチス肺炎、CMV肺炎をまず疑う。ただし非感染性疾患としての間質性肺炎は除外が必要である。

具体的な論拠を示す。患者の状態を病態生理学的に説明できるよう留意する。

【プラン】

- 至急で気管支鏡検査によるBALF採取
- 検体は一般培養、細胞診、*Pneumocystis*およびCMV-PCR提出
- ST合剤による経験的治療の開始

具体的な診療計画をdiagnostic plan、therapeutic plan、social planについて提示。すべての医療者にやるべき事が伝わるよう、箇条書きにわかりやすく。

II

感染症診療のロジック

感染症診療のロジック

- 「感染症診療のロジック」とは、すべての診療科で、すべての患者に対して用いる感染症診療の考え方の軸である。
- 軸がぶれていないかを常に意識しながら診療をすることで自然と身に付く。
- ゴールは患者のアウトカム、耐性菌、コストにおいて、最小限の損失で最大限の効果を得ることである。
- **「患者背景」「感染臓器」「原因微生物」「抗菌薬」「経過観察」**の5項目から成るが、独立した項目ではなく、すべてが関連し重なり合う。
- 感染症を起こす患者背景がある。これをもとに感染臓器や原因微生物をあぶり出していく。

1 患者背景

- 問診や過去のカルテ情報、家族からの聴取により患者背景の情報を得る。
- 既存構造が弱く微生物が体内に入り込みやすい部位、免疫不全、外因性微生物の曝露など、感染症リスクを知るために患者背景を十分理解することが重要。

  例：

  - 喫煙者：肺炎など
  - 術後：手術部位感染症や解剖学的変化に伴う感染症（頭頸部術後の肺炎や胆道系術後の胆管炎など）
  - 糖尿病（皮膚軟部組織感染症、尿路感染症など）
  - 渡航歴（マラリア、旅行者下痢症、肝炎など）
  - 医療行為（耐性菌による医療関連感染症、*Clostridioides difficile* 感染症、デバイス関連感染症など）
- 患者背景を知ることは患者自身に目を向けることであり、患者–医療従事者関係を良好にするメリットもある。

2 感染臓器

- 問診や診察で「どの臓器に問題が起きているか？」を推定する。
- 臓器が推定されれば、過去の疫学情報から当該臓器で問題となりやすい微生物が推定できる。
- 臓器推定は適切な培養採取や感染対策につながる。
- 免疫不全がある場合や高齢者では臓器を推定しにくい。その際は頻回に診察することや丁寧に診察を繰り返すことでカバーする。
- 問診や診察でもはっきりとした感染臓器が推定できない場合は、「感染臓器のはっきりしない感染症」として1つのプロブレムととらえる。一般的に、膿瘍やデバイス関連感染症、尿路感染症、胆管炎、細胞内寄生菌（*Salmonella* など）は臓器所見が乏しい。こうした場合は血液培養や画像検査が原因特定に役立つことが多い。

3 原因微生物

- 問題となる微生物には、もともと体内に常在しているもの（腸内細菌科や嫌気性菌など）と外因性のもの（食中毒を引き起こす *Salmonella* やインフルエンザウイルスなど）がある。
- もともと常在する微生物が近隣の臓器に感染症を起こす場合には、理由がある。たとえば、胆管炎では結石や腫瘍などの閉塞により消化管内のグラム陰性桿菌が感染症を起こす。
- 外因性には、ヒト–ヒト伝播するもの（ウイルス性呼吸器感染症、性感染症）、食品を介するもの(食中毒)、蚊やダニなどの動物を媒介するものなどがあり、問診による曝露歴の聴取（渡航歴、性交渉歴、食歴を含む）が診断のカギとなる。

- 微生物の病原性や典型的経過を知ることが重要であるが、それらは患者の免疫状態や基礎疾患で変化しうる。
- 血液、髄液、ドレーン非留置の体腔穿刺液などの無菌検体でなければ、培養されたすべてが原因微生物とは限らない。その臓器に病原性をもつ微生物かどうかを患者背景やグラム染色所見などを踏まえて考察する。

4 抗菌薬

- 感染臓器、原因微生物の推定を行なった後に抗菌薬を選択する（必ずしも感染臓器や微生物は 1 つに絞り込む必要はなく、疑ったそれらをカバーできる抗菌薬を選択する）。
- 感染臓器や原因微生物が明らかになれば、抗菌薬を再度見直す。その際は対象微生物をカバーできる最も狭域な（de-escalation）、安価で安全性の高い抗菌薬を選択する。
- 感染症の一部（膿瘍やデバイス関連感染症）は抗菌薬のみでの治癒は見込めない。ドレナージや異物抜去も同時に検討する。また不要なデバイスを抜去することは再感染のリスクを下げる。
- 膿瘍、全身症状の少ない蜂窩織炎、骨髄炎などゆっくりと経過する感染症では、最初に狭域の抗菌薬を選択し培養結果や患者状態を見ながら広域化（escalation）する方法もある。

5 経過観察

- 感染症が改善しているか、治療変更が必要かを見きわめること。治療期間を決めることは経過観察に含まれる。
- 抗菌薬の投与期間や経口抗菌薬へ切り替えるまでの期間は短縮傾向にある。
- 白血球や CRP など非特異的マーカーを治療指標に用いず、呼吸数やグラム染色など診断時に使用した臓器特異的所見を治癒の指標に用いる。
- 患者の状態が良くならない場合、「自然経過なのか」「ドレナージや異物抜去が必要か」「用法用量や臓器移行性は妥当か」「感染・非感染を問わず別のエピソードが重なっていないか」を検討する。これらが除外できたうえで、「抗菌薬が原因微生物をカバーしていない可能性」も考え、過去および現在の微生物情報に基づき広域化を検討する。

抗菌薬の適正使用

本書の治療法例は参考として示したものであり、画一的な治療を推奨するものではありません。また添付文書に記載されている用法・用量と異なることがあります。実際の抗菌薬使用に当たっては、最新の添付文書、ガイドライン、文献などをご確認ください。

1　de-escalation

■ de-escalation とは

- 患者の感染症診療・治療を最適化することを目的に、培養より得られた原因微生物および薬剤感受性結果をもとに患者背景や感染臓器を考慮しながら、広域抗菌薬や2剤以上の抗菌薬を併用する経験的治療から最適治療として狭域抗菌薬や単剤での治療に変更もしくは抗菌薬治療を終了すること。

■ de-escalation の目的

- 最適治療により患者の予後を悪化させない、もしくは改善する。
- 抗菌薬による副作用を軽減する。
- 広域抗菌薬の曝露を減らし、薬剤耐性の出現を抑制する。
- 抗菌薬使用によるコストを軽減する。

■ de-escalation のための準備

①診療により感染臓器を特定し、ドレナージや切除の必要性を検討する。
②抗菌薬投与前に血液培養を実施する。また、感染臓器と想定される部位の適切な検体を採取し培養する。
③患者の薬剤アレルギーについて聴取し、可能な薬剤投与ルートを確認する。
④経験的治療は十分な投与量で行なわれていることを確認する。

■ de-escalation の方法

✓ **患者背景を理解し、原因微生物を吟味して、安全に行なうことが重要!!**

①感染臓器と治療対象とする微生物を決める。培養検査から検出された微生物のどこまでを治療対象とするのか（すべてなのか、病原性の高いものを優先するのか）、培養検査から検出されなかったとしても治療対象とすべき微生物はいないか(肺炎における肺炎球菌や二次性腹膜炎における嫌気性菌など)を吟味する。
②薬剤感受性結果を利用できる場合はその結果を確認し、治療対象とする原因微生物の第一選択薬や感染臓器への移行性を考慮する（p.18 表）。
③併用薬との薬物相互作用についても確認する。
④患者の腎機能から選択した抗菌薬の十分な投与量（V「抗菌薬の投与方法」[p.99]を参照）を確認して行なう。
⑤ de-escalation 後は患者状態の変化や抗菌薬の副作用をモニタリングし、de-escalation がうまく行なえているかを評価する。

[de-escalation の際に注意を要する状況]

- 患者背景：免疫抑制状態（例：発熱性好中球減少症では緑膿菌カバーを継続する）
- 感染臓器：肺炎（検出なくても肺炎球菌を考慮する)、膿瘍形成や腹腔内感染症（適切な外科的介入を行ない、検出なくても嫌気性菌を考慮する)。
- 原因微生物：薬剤感受性上、「感受性」であっても使用中に「耐性」になる可能性がある菌（例：セフトリアキソン投与中の *Enterobacter cloacae* における AmpC 過剰産生誘導に伴う耐性、緑膿菌に対して使用中の抗緑膿菌薬への耐性)。

■ 培養結果が陰性のとき

- 発熱性好中球減少症：培養陰性で感染臓器不明な場合、抗菌薬開始後 72 時間以降の患者評価で、全身状態が安定し 48 時間以上解熱しているのであれば、好中球数にかかわらず抗菌薬の中止を検討する。

- 免疫抑制状態でない場合：感染臓器が判明しており、経験的治療に反応し患者の全身状態が安定しているときは、成書に記載がある各感染臓器の第一選択薬（より狭域なもの）へ変更することや、抗 MRSA 薬や抗緑膿菌薬を中止することを検討する。

6 適切な培養が採取されていないとき

- 培養採取前に抗菌薬が投与されることは、臨床的にはしばしば経験する。
- 原因微生物の特定が困難なため、厳密には de-escalation はできないが、**広域抗菌薬を漫然と投与することは好ましくない。**
- 想定する（カバーすべき）原因微生物を明確にし、狭域抗菌薬に変更可能であれば、以下の手順をもとに de-escalation と同様の方法を検討する（ただし安全に行なうことが重要）。

①患者の全身状態が良くなっていることを確認する。

②免疫抑制状態でないことを確認する。

③感染臓器を特定し、外科的介入で培養採取可能か検討する。

④成書に記載がある各感染臓器の第一選択薬（より狭域なもの）に変更する。

⑤抗菌薬変更後も患者をモニタリングする。

【注意点】患者の全身状態が良くなっているときに③以外で培養を採取しても原因微生物は検出できず、保菌やコンタミネーションを検出するだけなので行なわない。

7 de-escalation が難しいとき

- 血行動態が不安定であり、原因微生物が特定できないとき。
- 膿瘍などでドレナージが困難であり、原因微生物が特定できないとき。
- 抗酸菌、*Nocardia* など培養に時間がかかる原因微生物が想定され、その薬剤感受性結果が得られていないとき。
- de-escalation する狭域抗菌薬との相互作用やアレルギーを有するとき。
- de-escalation 後、患者をモニタリングすることができないとき。

参考文献

1) Intensive Care Med. 2020 Feb;46(2):245-65／2) Curr Opin Infect Dis. 2015 Apr;28(2):193-8／3) Clin Microbiol Rev. 2016;30(1):381-407／4) Haematologica. 2013;98(12):1826-35.

de-escalation 先（最適治療）の候補となる薬剤

グラム陽性菌：通常の第一選択薬が候補		
原因微生物	抗菌薬	注意事項
Streptococcus pneumoniae：PSSP	・ペニシリン G	・ブレイクポイント（薬剤感受性の基準）は非髄膜炎と髄膜炎とで異なる
Streptococcus pneumoniae：PRSP	・セフトリアキソン [ペニシリン G の MIC ≧ 2 or セフトリアキソンの MIC ≧ 1 の髄膜炎] ・バンコマイシンを追加	
Viridans group streptococci	・ペニシリン G	・発熱性好中球減少症（粘膜炎）でペニシリン耐性株が問題となることがある（まれ）
β-hemolytic streptococci（Group A、B、C、G）	・ペニシリン G [GAS による壊死性筋膜炎や TSS] ・クリンダマイシンを追加 [GBS による血流感染の重症例や心内膜炎] ・ゲンタマイシンを追加	・B 群レンサ球菌においてペニシリン低感受性株の報告あり（まれ）
Enterococcus faecalis	・アンピシリン	・心内膜炎や重症例では高度耐性を確認のうえでゲンタマイシンを併用（アンピシリンにはセフトリアキソンの併用も可）
Enterococcus faecium	・バンコマイシン	
Staphylococcus aureus：MSSA	・セファゾリン	・セファゾリンは髄液移行性に乏しく髄膜炎には使用しない
Staphylococcus aureus：MRSA	・バンコマイシン	・他の抗 MRSA 薬は感染臓器によって一長一短がある（成書参照）
Coagulase-negative staphylococci（CNS）	・バンコマイシン	・メチシリン感受性でも heterogenous（耐性菌の混在）な場合がありバンコマイシンを使用する

グラム陰性菌：感受性があれば（S 判定なら）使用可能（上段が優先）		
原因微生物	抗菌薬	注意事項
Escherichia coli *Proteus mirabilis*	・アンピシリン ・セファゾリン ・セフォチアム ・アンピシリン/スルバクタム ・セフメタゾール	・アンピシリンのブレイクポイントは高めに設定されているため髄膜炎では第 3 世代セフェムを用いることが多い ・嫌気性菌も 1 剤でカバーする場合はアンピシリン/スルバクタムかセフメタゾール
Klebsiella pneumoniae	・セファゾリン ・セフォチアム ・アンピシリン/スルバクタム ・セフメタゾール	・重症例（肝膿瘍など）では第 3 世代セフェムを用いることがある ・嫌気性菌も 1 剤でカバーする場合はアンピシリン/スルバクタムかセフメタゾール
ESBL 産生菌※	・セフメタゾール	・重症例や髄膜炎ではカルバペネムを用いる
Enterobacter *Serratia marcescens* *Citrobacter*	・セフトリアキソン ・セフォタキシム	・AmpC が誘導されると耐性となるため、短期で治療可能な尿路感染症やドレナージ良好な胆道感染症などに限る ・長期では第 4 世代セフェムを用いることがある
AmpC 過剰産生菌	・セフェピム	
Pseudomonas aeruginosa	・ピペラシリン ・セフタジジム	・ピペラシリンのブレイクポイントは高めに設定されているため髄膜炎では抗緑膿菌作用のある第 3 世代以上のセフェムを用いる
Acinetobacter	・アンピシリン/スルバクタム ・セフタジジム	・重症例や髄膜炎ではカルバペネムを用いることがある ・アンピシリン/スルバクタムは非重症例で用いる
Haemophilus influenzae：BLNAS	・アンピシリン	
Haemophilus influenzae：BLPAR	・アンピシリン/スルバクタム	

※ESBL 産生菌は *Escherichia coli*、*Proteus mirabilis*、*Klebsiella* の場合。

2　静注抗菌薬から経口抗菌薬への変更

静注抗菌薬（静注薬）から経口抗菌薬（経口薬）への変更（以下、経口薬スイッチ）を適切に行なうことができれば、入院期間の短縮、患者の快適性の向上、点滴に関連した合併症の減少、静注薬の調整に関わる時間や薬剤コストの削減につながる。しかし患者を危険にさらさず、安全に経口薬を使用するのがその前提である。ここでは経口薬スイッチを行なうために必要な要素を説明する。

1 静注薬を経口薬に変更できる患者の状態を理解する

入院して静注薬を使用するのは、重篤な病態や経口薬の投与が不可能な状況であることが多い。病態が安定し、内服が問題なくできる状況であれば経口薬スイッチを検討できる。具体的には以下の COMS criteria を満たす状況であれば、経口薬スイッチを検討してもよい。

COMS criteria[1)～6)]

C	Clinical improvement observed ・臨床症状が改善している。
O	Oral route is not compromised ・経口投与が嘔吐、吸収障害、飲食禁止、嚥下障害、意識障害、重度の下痢で妨げられることがなく、適切な経口薬の選択肢がある。
M	Markers showing trend towards normal ・24 時間解熱を維持している（>36℃かつ<38℃)。 ・下記の項目に当てはまらない。 ①脈拍数>90 回/分 ②呼吸数>20/分 ③血圧が不安定 ④白血球数<4,000/μL または>12,000/μL
S	Specific indication/deep seated infection requiring prolonged iv therapy ・静注薬の長期間治療が必要な疾患※ではない。

※静注薬による長期の治療が必要な感染症例

深部膿瘍や膿胸（特に適切にドレナージされていない場合）
骨髄炎
化膿性関節炎
人工物感染症
感染性心内膜炎
発熱性好中球減少症の重症例
髄膜炎・脳炎
黄色ブドウ球菌菌血症
壊死性筋膜炎

2 微生物検査の必要性と経口薬の選択肢を理解する

安全に経口薬スイッチを行なうためには、原因微生物とその薬剤感受性が同定されること、同定された原因微生物に対する有効な経口薬の選択肢があることも重要である。

1）原因微生物や感受性が特定できるのは治療開始後 48～72 時間であることが多い。この時期以降に経口薬への変更を検討する。

2) 経口薬の選択では経口投与された薬剤がどれだけ全身の血中に到達し薬理作用を及ぼすか（生物学的利用能：バイオアベイラビリティ）が重要である。
   - 経口薬を使用するときは、必ずバイオアベイラビリティに優れた経口薬を選択する（**下表**を参照）。
   - たとえ感受性が有効な抗菌薬であっても、有効な血中濃度を維持できなければ治療失敗につながる。

静注薬とバイオアベイラビリティに優れる主な経口薬の対応

静注薬	経口薬	バイオアベイラビリティ
抗菌薬		
アンピシリン	アモキシシリン	90%
アンピシリン/スルバクタム	アモキシシリン/クラブラン酸	90%/60%
セファゾリン	セファレキシン	90%
アジスロマイシン	アジスロマイシン	37%※
—	クラリスロマイシン	50%※
レボフロキサシン	レボフロキサシン	90%
シプロフロキサシン	シプロフロキサシン	70%
—	モキシフロキサシン	86～100%
クリンダマイシン	クリンダマイシン	90%
ミノサイクリン	ミノサイクリン	95%
—	ドキシサイクリン	90%
スルファメトキサゾール/トリメトプリム＝ST 合剤	スルファメトキサゾール/トリメトプリム＝ST 合剤	85%
メトロニダゾール	メトロニダゾール	100%
抗真菌薬		
ホスフルコナゾール	フルコナゾール	90%
ボリコナゾール	ボリコナゾール	96%

※マクロライド系は血液への分布が少ないためバイオアベイラビリティは高くないが、組織中の分布は数倍高くなっており、細胞内寄生菌などを含めて経口薬としての有効性については支障がないと考えられている。
・経口第3世代セフェムのバイオアベイラビリティは低いため、静注第3世代セフェムからの経口薬スイッチの際は、セファレキシン、アモキシシリン/クラブラン酸、ST合剤、キノロン（抗緑膿菌作用のある唯一の経口薬であり、できるだけ温存）など、別の種類・世代の薬剤を選択する。
・投与量はⅤ「抗菌薬の投与方法」(p.99) を参照。

参考文献
1)Clin Microbiol Infect. 2015; 21 Suppl 2: S47-55／2)Can J Hosp Pharm. 2015; 68(4): 318-26／3)J Antimicrob Chemother. 2016; 71(8): 2295-9／4)J Pharmacol Pharmacother. 2014; 5(2): 83-7／5)Clin Infect Dis. 1997;24(3):457-67／6)J Pharmacol Pharmacother. 2014; 5(2): 83-7／7)Kucers' The Use of Antibiotics: A Clinical Review of Antibacterial, Antifungal, Antiparasitic, and Antiviral Drugs, 7th Edition／8)Mandell, Douglas, & Bennett's Principles & Practice of Infectious Diseases, 9th Edition／9)Antibiotic Essentials: 2020 7th Edition.

3 治療期間

- ここでは代表的な感染症ごとにその治療期間について示す。
- 感染症における適切な治療期間とは、治療終了後の再燃・再発リスクがより長期治療と比べて劣らない最小の期間、と解釈することができる。
- 経験することの多い感染症ほどガイドラインなどで治療期間が規定される傾向にあるが、治療期間については明確なエビデンスが存在せずに経験的に定められている場合も多い。一方、経験することが少ない感染症では明確な治療期間についてのエビデンスは乏しい。
- ここで提示した治療期間についても根拠となる文献が少なく、議論の余地が大きい場合があることに留意する必要がある。
- 実臨床では明確に治療期間を決めることができない状況に度々遭遇するため、個々の患者の病勢や患者背景、治療反応性や血液・画像検査などの客観的指標を総合的に判断して治療期間を決定しなければならない。

	最小の治療期間	最小の静注薬治療期間	注意点
呼吸器感染症[1)～4)]			
市中肺炎	・5～7日間	・軽症では静注薬は必ずしも必要でない ・重症であれば初期治療は静注薬で開始	・肺炎球菌で菌血症を伴う場合は10～14日間
院内肺炎 人工呼吸器関連肺炎	・感染症が落ち着けば7日間 ・ブドウ糖非発酵菌では14日間までの延長を検討	・初期治療は静注薬で開始 ・静注薬での最小治療期間の推奨なし	
急性細菌性副鼻腔炎	・5～7日間	・入院を要する重症例では静注薬を検討	
腎・泌尿器感染症[5)～8)]			
急性単純性膀胱炎	・3日間	・静注薬の推奨なし	・ST合剤では3日間 ・βラクタムでは、より長期間（7日間）を検討
腎盂腎炎	・10～14日間	・軽症では初期からの経口薬を検討 ・経口薬治療が困難なら静注薬で開始	・一部の抗菌薬（フルオロキノロンなど）ではより短期間も検討されている
急性前立腺炎	・2～4週間	・静注薬での最小治療期間の推奨なし	・グラム陰性桿菌に対する経口薬は前立腺移行の良好なST合剤やキノロンを選択（経口βラクタムを使うならあらかじめ長めの静注期間を検討）

	最小の治療期間	最小の静注薬治療期間	注意点
皮膚軟部組織感染症 [9]			
蜂窩織炎	・5〜14日間（重症度によってより長期間も検討）	・軽症であれば初期治療は経口薬で開始 ・中等症以上であれば静注薬で開始	・レンサ球菌による菌血症ではより長期間（14日間）を検討
腹部骨盤内感染症 [10)〜13]			
早期に手術を受けた一部の疾患※	・24時間以内	・静注薬の術前投与のみ	※非穿孔性虫垂炎、胆嚢炎、腸閉塞、腸梗塞、上部消化管穿孔、外傷性・医原性腸管損傷
感染巣のコントロールがついた腹腔内感染症・腹膜炎	・感染巣がコントロールされれば4〜7日間	・初期治療は静注薬で開始 ・静注薬での最小治療期間の推奨なし	
感染巣のコントロールがついた急性胆管炎・胆嚢炎	・感染巣がコントロールされれば4〜7日間	・初期治療は静注薬で開始 ・静注薬での最小治療期間の推奨なし	
急性膵炎	・抗菌薬治療期間の推奨なし	・感染症予防目的の投与は不要 ・細菌感染合併時の治療は静注薬で開始	
特発性細菌性腹膜炎	・5〜7日間	・静注薬での最小治療期間の推奨なし	
Clostridioides difficile 感染症	・10日間	・経口薬（メトロニダゾール、バンコマイシン、フィダキソマイシン）での治療が基本	・治療への反応に乏しい場合、14日間まで延長を検討
中枢神経感染症 [14) 15]			
細菌性髄膜炎	・髄膜炎菌：7日間 ・インフルエンザ桿菌：7日間 ・肺炎球菌：10〜14日間 ・B群溶連菌：14〜21日間 ・グラム陰性桿菌：21日間 ・リステリア：21日間	・静注薬での治療完遂が望ましい	

	最小の治療期間	最小の静注薬治療期間	注意点
筋骨格系感染症[16)~21)]			
骨髄炎	・4〜6 週間 ・治療への反応が悪ければ、より長期間の治療が必要	・明確な推奨はないが 2〜3 週間	・経口薬スイッチの場合は組織移行性も考慮 ・黄色ブドウ球菌菌血症に合併した化膿性脊椎炎では、Ⅲ-6「黄色ブドウ球菌菌血症のマネジメント・バンドル」(p.30) に従い最低 4 週間の静注の後、経口薬にする
化膿性関節炎(ネイティブジョイント)	・3〜4 週間	・2 週間	・黄色ブドウ球菌、グラム陰性桿菌では 4 週間の治療を推奨 ・骨髄炎合併例は上記「骨髄炎」を参照 ・黄色ブドウ球菌菌血症に合併した化膿性関節炎では、Ⅲ-6「黄色ブドウ球菌菌血症のマネジメント・バンドル」(p.30) に従い最低 4 週間の静注期間を設ける
化膿性関節炎(人工関節)	・明確な推奨はないが 4〜6 週間	・明確な推奨はないが 4〜6 週間	・人工関節の抜去が望ましい ・人工関節を維持する場合、一期置換例、二期置換での検体培養陽性例などでは、より長期間の静注治療の検討と長期間の経口薬での抑制療法が必要
カテーテル関連血流感染症 (CRBSI)[22)~25)] と感染性心内膜炎[26) 27)]			
CRBSI(腸内細菌科グラム陰性桿菌菌血症)	・7〜14 日間	・初期治療は静注薬で開始	・経口薬を使用する場合は 14 日間程度の治療が必要な可能性がある

	最小の治療期間	最小の静注薬治療期間	注意点
CRBSI（黄色ブドウ球菌菌血症）	・血液培養陰性化から14〜28日間以上	・血液培養陰性化から静注薬で14〜28日間以上	・III-6「黄色ブドウ球菌菌血症のマネジメント・バンドル」(p.30) を参照 ・血管内病変や遠隔病変がある場合は28日以上
CRBSI（表皮ブドウ球菌菌血症）	・5〜7日間	・静注薬での治療完遂が望ましい	・血管内病変や遠隔病変がある場合はより長期間の治療を行なう必要がある
CRBSI（腸球菌菌血症）	・7〜14日間	・初期治療は静注薬で開始	・血管内病変や遠隔病変がある場合はより長期間の治療を行なう必要がある
CRBSI（*Candida* 血症）	・血液培養陰性化から14日間（播種性病変を伴わない場合）	・明確な推奨はない ・アゾールに感受性のあるカンジダの場合は経口薬治療を検討	・III-7「*Candida* 血症のマネジメント・バンドル」(p.32) を参照 ・眼内炎など播種性病変がある場合は、各病変に対応した長期間の治療を行なう必要がある
感染性心内膜炎	・血液培養陰性化から4〜6週間以上	・血液培養陰性化から静注薬で4〜6週間以上	・菌種、薬剤感受性結果（MIC値）、自然弁/人工弁、抗菌薬選択により治療期間は異なるため、成書やガイドラインを参照

参考文献

1)Clin Infect Dis. 2007 Mar 1;44 Suppl 2:S27-72／2)Clin Infect Dis. 2016 Sep 1;63(5):e61-111／3)Cochrane Database Syst Rev 2015; 9: Cd007577／4)Clin Infect Dis. 2012 Apr;54(8):e72-112／5)Clin Infect Dis. 2011 Mar 1;52(5):e103-20／6)NICE guideline: Pyelonephritis (acute) antimicrobial prescribing, Published: 31 October 2018／7)Int Urol Nephrol. 2017 Mar;49(3):499-507／8)J Antimicrob Chemother. 2013 Oct;68(10):2183-91／9)Clin Infect Dis. 2014 Jul 15;59(2):147-59／10)Clin Infect Dis. 2010 Jan 15;50(2):133-64／11)J Hepatobiliary Pancreat Sci. 2018 Jan;25(1):3-16／12)Gastroenterology. 1991 Jun;100(6):1737-42／13)Clin Infect Dis. 2018 Mar 19;66(7):e1-e48／14)Clin Infect Dis. 2004 Nov 1;39(9):1267-84／15)Clin Microbiol Infect. 2016 May;22 Suppl 3:S37-62／16)Clin Infect Dis. 2012 Feb 1;54(3):393-407／17)Clin Infect Dis. 2012 Jun;54(12):e132-73／18)Clin Infect Dis. 2015 Sep 15;61(6):e26-46／19)N Engl J Med. 2019 Jan 31;380(5):425-36／20)Clin Infect Dis. 2013 Jan;56(1):e1-e25／21)J Antimicrob Chemother. 2006 Sep;58(3):492-3／22)Clin Infect Dis. 2019 Sep 13;69(7):1091-8／23)JAMA Intern Med. 2019;179(3):316-23／24)Clin Infect Dis. 2009 Jul 1;49(1):1-45／25)Clin Infect Dis. 2016 Feb 15;62(4):e1-50／26)Eur Heart J, 2015. 36(44): 3075-128／27)Circulation, 2015. 132(15): 1435-86.

4 治療失敗時の考え方

- **大切なポイントは安易に抗菌薬を変更したり追加したりせず、診断が正しいかを再評価することである。**
  - ただし、標的細菌に対してスペクトラムの外れた抗菌薬を使用している場合は有効な抗菌薬に変更する。
- 安易な抗菌薬の変更や追加は病態をより複雑化させる可能性がある。以下のとおり診断/治療について検討する。

1 診断について検討するポイント

1) 本当に治療を失敗しているのか
   - 見るべきパラメータが間違っている（CRP、白血球数、発熱のみで判断しない）。
   - 改善していることを認知できていない。
     例：急性腎盂腎炎、血管内感染症、膿瘍などは適切に治療してもすぐには解熱しない。
2) 患者背景に感染症治癒を妨げる因子がないか
   - 誤嚥性肺炎治療中の繰り返す誤嚥
   - 尿路感染症治療中の排尿障害　など
3) 非感染性（抗菌薬が効かない）の炎症ではないか
   - 腫瘍熱
   - 結晶性関節炎
   - 血腫や血栓症
   - 膠原病
   - 薬剤熱
4) 治療中に他の医療関連感染症を発症していないか
   - *Clostridioides difficile* 感染症
   - カテーテル関連血流感染症
   - カテーテル関連尿路感染症
   - 人工呼吸器関連肺炎

2 治療について検討するポイント

1) 抗菌薬の使い方が正しいか
   - 投与量が足りない。
     例：腎機能が回復しているのに投与量を増やしていない。
   - 投与経路が間違っている。
     例：*C. difficile* 感染症にバンコマイシン静注
   - 標的臓器に移行性が悪い。
     例：髄膜炎にセファゾリン、尿路感染症にモキシフロキサシン
   - pK/pD を無視している。
     例：β ラクタムを単回投与、アミノグリコシド系を複数回投与
   - 標的微生物がスペクトラムに含まれない。
     例：腸球菌にセファゾリン
2) 外科的治療が必要ではないか
   - 膿瘍形成（切開・ドレナージが必要）
   - 管の閉塞（尿管、胆管など。閉塞の解除術が必要）
   - デバイス関連感染症（感染デバイスの抜去が必要）

5　βラクタムアレルギー時の代替薬選択

1 βラクタムアレルギーについて

- アレルギーを起こすβラクタムとして重要なのはペニシリン系とセファロスポリン系である。
- アレルギーの種類は臨床像や発症までの時間から区別する。
- βラクタム薬同士の交差反応のリスクを予測するには、分解生成物や側鎖を共有するかどうかが重要である（特に即時型アレルギーにおいて）。
- βラクタムのクラス間で交差反応が起きる頻度は（側鎖を共有するアミノペニシリンと第1・2世代セファロスポリン、セフタジジムとアズトレオナムの交差反応を除けば）低い。

2 アレルギーの診断を詰める

- 診断には病歴聴取が重要で、原因となった薬剤と生じたアレルギーの種類を詰める（p.28 **上表**）。
- 問診のポイント：
  ①発症時期（例：1週間前、30年前）
  ②発症までの時間（即時型［典型例は<1時間］か遅発型か）
  ③臨床像（特にアナフィラキシーや重症薬疹）
  ④アレルギー治療歴（入院・ICU入室の有無や投薬内容）
  ⑤安全に使用できた抗菌薬投与歴（例：3か月前にアモキシシリンを1週間内服したときはアレルギー症状なし）
- βラクタムアレルギー情報が正しくない場合も少なくなく（薬剤不耐性による頭痛・消化器症状、ウイルス発疹、EBウイルス感染時のアミノペニシリン投与による皮疹をアレルギーと誤判定など）、丁寧に病歴を聴取する。

3 代替薬の選択

1) 即時型アレルギーを認める場合
   ①非βラクタム薬を選択する。
   ②アズトレオナムを選択する（セフタジジムアレルギーを除く）。
   ③アズトレオナム以外のβラクタム薬を使用する場合は交差反応が高リスクのβラクタム薬を除いて選択する（p.28 **下表**）。この場合、交差反応のリスクは残るため（p.29 **図**）、特に初回投与時はアナフィラキシー対応できるよう準備し、監視下に投与を行なう。
2) 重症の遅発型アレルギー（重症薬疹［DIHS、SJS、TEN］、溶血性貧血、急性間質性腎炎、血清病など）を認める場合
   ①非βラクタム薬を選択する。
   ②アズトレオナムを選択する（セフタジジムアレルギーを除く）。
   ＊ペニシリン系、セファロスポリン系、カルバペネム系の薬剤の使用が必要な場合は、感染症科、皮膚科、アレルギー科などの専門家にコンサルト。少なくとも異なるクラスで、交差反応が高リスクのβラクタム薬は除いて選択することが望ましい。
3) 軽症の遅発型アレルギー（軽度の丘斑疹など）を認める場合
   ①被疑薬以外のβラクタム薬を選択する。
4) 複数のβラクタム薬（異なるクラスなど）にアレルギーを認める場合
   ①非βラクタム薬を選択する。

アレルギーの種類（臨床像、発症までの時間）

	臨床像	発症までの時間（典型）
即時型	蕁麻疹、血管浮腫、アナフィラキシー	<6 時間（<1 時間）
遅発型	血球減少（溶血性貧血、血小板減少）	<15 日（<72 時間）
	血清病（発熱、皮疹、関節痛）	数日～数週（1～3 週）
	急性間質性腎炎	3 日～4 週
	紅斑丘疹型薬疹	数日～数週（治療 2 週目）
	薬剤性過敏症症候群（DIHS）	2～6 週
	Stevens-Johnson 症候群（SJS）、中毒性表皮壊死症（TEN）	4 日～4 週

(Lancet, 2019; 393(10167):183-98. より引用改変)

主なβラクタム薬の交差反応表（×は高リスク、△は注意）

			ペニシリン	アモキシシリン	アンピシリン	ピペラシリン	セファレキシン	セファゾリン	セファクロル	セフォタキシム	セフトリアキソン	セフタジジム	セフェピム	メロペネム	アズトレオナム
ペニシリン系		ペニシリン	■	×	×	×	△		△						
		アモキシシリン	×	■	×	×	×		×						
		アンピシリン	×	×	■	×	×		×						
		ピペラシリン	×	×	×	■	△		△						
セファロスポリン系	第 1 世代	セファレキシン	△	×	×	△	■		×						
		セファゾリン						■							
	第 2 世代	セファクロル	△	×	×	△	×		■						
	第 3 世代	セフォタキシム								■	×	△	×		
		セフトリアキソン								×	■	△	×		
		セフタジジム								△	△	■	△		×
	第 4 世代	セフェピム								×	×	△	■		
カルバペネム系		メロペネム												■	
モノバクタム系		アズトレオナム										×			■

ポイント：
①分解生成物（penicilloyl蛋白結合物）が共通抗原となるペニシリン系同士は高リスクで交差反応を起こす。
②側鎖を共有するβラクタム薬同士は高リスクで交差反応を起こす：アミノペニシリン（アモキシシリン、アンピシリン）と第 1・2 世代セファロスポリン（セファレキシン、セファクロルなど）、第 1・2 世代セファロスポリン同士（セファレキシン、セファクロルなど）、第 3・4 世代セファロスポリン同士（セフォタキシム、セフトリアキソン、セフェピムなど）、セフタジジムとアズトレオナム。
③セファゾリンは他のβラクタム薬と側鎖を共有しない。
(J Allergy Clin Immunol Pract, 2018; 6(1): 72-81 e1. より引用改変)

βラクタムのクラス間で交差反応が起きる頻度

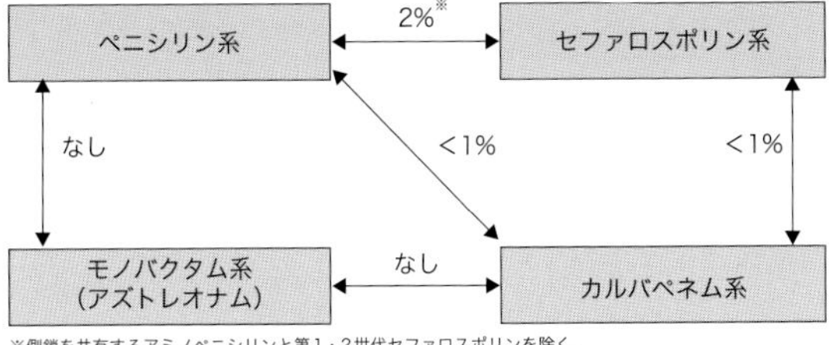

※側鎖を共有するアミノペニシリンと第1・2世代セファロスポリンを除く。
(Lancet, 2019; 393(10167):183-98. より引用改変)

参考文献
1)Lancet, 2019; 393(10167):183-98／2)J Allergy Clin Immunol Pract, 2018; 6(1): 72-81 e1／3)J Allergy Clin Immunol Pract, 2019. 7(1): 46-60 e4.

6　黄色ブドウ球菌菌血症のマネジメント・バンドル

診断のポイント

✓**黄色ブドウ球菌の血液培養陽性は真の菌血症として対応する（1 セット陽性でもコンタミネーションとしない）。**

①黄色ブドウ球菌は皮膚の常在菌であり、傷ついた軟部組織や血管カテーテルが侵入門戸となりうる。ただし、市中発症例では全身の診察にもかかわらず感染源を同定できないことも少なくない。

②合併症として転移性感染巣（心内膜炎、深部膿瘍、骨髄炎など）をきたす。

治療のポイント

✓**下記バンドルの遵守が、合併症減少と患者予後改善に寄与する。**

①血管内デバイス（中心静脈カテーテル、ポートなど）が感染巣として疑わしければ、抜去する。

②治療期間：基本的には血液培養陰性化から 4 週間を静注で完遂する。

- 下記の 7 条件をすべて満たす場合は、治療期間は血液培養陰性化から 2 週間でもよい。
  - （1）糖尿病がない。
  - （2）感染性心内膜炎や化膿性血栓性静脈炎がない。
  - （3）免疫不全がない。
  - （4）血管内人工物がない。
  - （5）カテーテルが抜去されている。
  - （6）播種性病変を疑う所見がない。
  - （7）抗菌薬開始後 72 時間以内に解熱し、血液培養が陰性化している。

③抗菌薬治療開始後 48～96 時間で、血液培養 2 セットを再検する。

- 血液培養の陰性化確認は、重要な治療効果判定項目である。
- 有効な抗菌薬治療にもかかわらず持続菌血症があれば、血管内合併症（心内膜炎、化膿性血栓性静脈炎、血管内デバイスへの感染）の可能性を考える。

④経胸壁心エコーを行なう。

- 感染性心内膜炎を強く疑うのに経胸壁心エコーで疣贅などを認めない際は、経食道心エコーを検討する。
- 感染性心内膜炎を疑う所見があれば、適宜循環器内科や心臓血管外科へコンサルト。

原因微生物	初期治療
Staphylococcus aureus （MSSA、MRSA）	[MSSA もしくは MRSA かが判明するまで] **バンコマイシン**：V-4「静注用バンコマイシンの投与方法」（p.110）を参照 MSSA の可能性が高いときは以下を併用してもよい。 **セファゾリン**：2 g/回（8 時間毎静注）

	[MSSA] **セファゾリン**：2 g/回（8 時間毎静注） 脳膿瘍などの中枢神経感染症の合併時は **セフトリアキソン**:2 g/回（12 時間毎静注） [MRSA] バンコマイシンを継続。

参考文献
1)Clin Infect Dis. 2013;57(9);1225-33.

7 *Candida* 血症のマネジメント・バンドル

診断のポイント

✓ ***Candida* 血症の診断は血液培養検査が必須で、1 本でも *Candida* が陽性となれば、真の菌血症として感染源を探し、眼内炎の有無の確認が必要である。**

① *Candida* 血症は、もともと宿主（皮膚や消化管など）に常在していた *Candida* による内因性感染や、医療環境（医療スタッフの手指を含む）からの外因性感染により起こる。

② *Candida* 血症を起こすリスクが高い患者は、免疫不全患者（血液悪性腫瘍、移植、化学療法、好中球減少症、免疫抑制薬など）や重症患者（ICU、中心静脈カテーテル留置、広域抗菌薬、腹部手術後など）である。

③疑った場合は、必ず血液培養 2 セット（4 本）採取し、1 本でも *Candida* が陽性となれば、真の菌血症として感染源を探し（カテーテル関連血流感染症や腹腔内感染症のことが多い）、治療を行なう。

④ *Candida* 血症を認めた場合は、治療方針に関与するため、眼の症状がなくても眼科にコンサルテーションを行ない眼内炎の有無を確認する。

⑤抗真菌薬開始後 48〜96 時間で血液培養 2 セットを採取し、治療の有効性を評価する。

治療のポイント

✓ **血液培養から 1 本でも *Candida* を認めた場合、真の菌血症として治療（抗真菌薬投与と感染源のコントロール）を行なう。**

① *Candida* は *albicans* と non-*albicans* に分類される。

② *C. albicans* は、**フルコナゾール**を含む**アゾール**、**キャンディン**（**ミカファンギン**、**カスポファンギン**）、**アムホテリシン B リポソーム製剤**、いずれにも通常感受性である。

③ non-*albicans* のうち、*C. glabrata* は**フルコナゾール**耐性のことが多く、*C. krusei* は**フルコナゾール**耐性である。*C. parapsilosis* は**キャンディン**の MIC が高めという指摘があるが臨床効果との相関は不明であり、**キャンディン**で治療経過が良好であれば継続も可能である。一方、多くの *Candida* に有効である**アムホテリシン B リポソーム製剤**には *C. lusitaniae* は耐性である。

④近年検出菌に占める *C. albicans* の割合（約半数）は低下傾向であり、初期治療としては幅広い *Candida* をカバーし、副作用も少ない**キャンディン**（**ミカファンギン**、**カスポファンギン**）を用いる。

⑤ *Candida* の菌種と薬剤感受性結果が判明すれば、それを標的とした抗真菌薬の step-down（de-escalation）を行なう。

⑥**キャンディン**は眼内移行性が悪く、眼内炎合併時には感受性に応じて、**フルコナゾール**、**ボリコナゾール**、**アムホテリシン B リポソーム製剤**（± **フルシトシン**）を用いる。

⑦治療としては、抗真菌薬のみならず感染源のコントロールも重要であり、カテーテル関連血流感染症の場合は、感染源となったカテーテルの抜去は必須である。

⑧治療期間は、有効な抗真菌薬開始後にフォローで行なう血液培養が陰性化した日（陰性となった検体を採取した日）から 14 日間とする。ただし、深在性感染症を合併している場合はより長くなる（特に眼内炎を認めた場合は、最低 4〜6 週間の治療期間に加え、眼科医と終了時期をよく相談する必要がある）。

Candida 血症の治療

《初期治療》

［経験的治療］

①**ミカファンギン**：100 mg/回（24 時間毎静注）（眼内移行は不良）
②**カスポファンギン**：初日 70 mg/回、2 日目以降 50 mg/回（24 時間毎静注）（眼内移行は不良）

［non-*albicans* の検出が少ない施設で、非重症例・好中球減少なし・アゾール投与歴なしの場合］

ホスフルコナゾール：初日〜2 日目 800 mg/回（24 時間毎静注）、3 日目以降 400 mg/回（24 時間毎静注）

《標的治療》

［*C. albicans*、*C. tropicalis*、*C. parapsilosis*］

ホスフルコナゾール：初日〜2 日目 800 mg/回（24 時間毎静注）、3 日目以降 400 mg/回（24 時間毎静注）

［*C. glabrata*］

①**ミカファンギン**：100 mg/回（24 時間毎静注）（眼内移行は不良）
②**カスポファンギン**：初日 70 mg/回、2 日目以降 50 mg/回（24 時間毎静注）（眼内移行は不良）
③**ボリコナゾール**：初日 6 mg/kg/回（12 時間毎静注）、2 日目以降 4 mg/kg/回（12 時間毎静注）
フルコナゾール感受性の場合に限り、
④高用量の**ホスフルコナゾール**：800 mg/回（24 時間毎静注）

［*C. krusei*］

①**ミカファンギン**：100 mg/回（24 時間毎静注）（眼内移行は不良）
②**カスポファンギン**：初日 70 mg/回、2 日目以降 50 mg/回（24 時間毎静注）（眼内移行は不良）
③**ボリコナゾール**：初日 6 mg/kg/回（12 時間毎静注）、2 日目以降 4 mg/kg/回（12 時間毎静注）

［上記薬剤に耐性の場合］

アムホテリシン B リポソーム製剤：3〜5 mg/kg/回（24 時間毎静注）

［眼内炎の場合］

アゾール感受性：**ホスフルコナゾール、ボリコナゾール**
アゾール非感受性：**アムホテリシン B リポソーム製剤 ± フルシトシン**

参考文献

1) Clin Infect Dis. 2016;62(4):e1-50.

Ⅳ

臓器別のマネジメント

本書の治療法例は参考として示したものであり、画一的な治療を推奨するものではありません。また添付文書に記載されている用法・用量と異なることがあります。実際の抗菌薬使用に当たっては、最新の添付文書、ガイドライン、文献などをご確認ください。

1　上気道・頭頸部感染症

1）風邪症候群

診断のポイント

✓風邪の3症状チェック＋除外診断が重要。

①風邪とはself-limitingな自然に良くなるウイルス性の上気道感染症である。

②原因ウイルスはサブタイプを含めると200種類以上とされ多彩である。

③咳、鼻汁、咽頭痛の3症状をチェックする。急性に同時期に同程度の症状で訴えることが多い（3症状のうち、最低2つは必要。特に鼻汁があることが重要となる）。

④痰という訴えは後鼻漏による鼻汁のことが多い。「飲み込みたくなる痰」、「喉に引っかかる感じの痰」は鼻汁と考える。

⑤風邪による咽頭痛は原則嚥下時痛である。必ず確認する。

⑥特に咽頭痛が強い場合は急性咽頭炎となるが（Ⅳ-1-3）「急性咽頭炎」［p.40］参照）、常にウイルス感染と細菌感染の鑑別を心掛ける。

⑦鼻症状が強い場合は細菌性副鼻腔炎との鑑別になり（Ⅳ-1-4）「急性副鼻腔炎」［p.42］参照）、咳症状が強ければ、肺炎との鑑別になる（Ⅳ-2-2）「市中肺炎」［p.46］参照）。

⑧通常の風邪と軽症の新型コロナウイルス感染症による風邪症状を初期に区別することは原則不可能である。ハイリスク患者もしくはハイリスク患者に接する患者かの確認をし、該当する場合に検査を検討する。また、家庭内での感染対策を指導する。

治療のポイント

✓風邪に抗菌薬は不要、対症療法薬も原則不要だが、最も大切なことは「説明」を処方できるようになること。

①喉症状が強い場合に抗菌薬が処方されやすい。「とりあえず抗菌薬」は間違い！

②通常は対症療法のみで数日で軽快し、抗菌薬は不要である。

③薬はあくまでも症状緩和目的であり、「早く良くなる」や「こじらせない」ために内服するものではないことを説明する。

原因微生物	対症療法
ライノウイルス（30～50%） コロナウイルス（10～15%） インフルエンザウイルス（5～15%） RSウイルス（5%） パラインフルエンザウイルス（5%） アデノウイルス（<5%） エンテロウイルス（<5%） 不明（20～30%）	［咳］ ①**麦門冬湯**：3 g/回（1日3回内服） ②**メジコン®**：15 mg/回（1日3回内服） ［鼻汁］ ①**小青竜湯**：3 g/回（1日3回内服） ②**クラリチン®**：10 mg/回（1日1回内服）

	[咽頭痛] ①**桔梗湯**：2.5 g/回（1 日 3 回内服） ②**カロナール®**：頓服 [発熱疼痛時] **カロナール®**：頓服 ・症状すべてに薬を出さず、上位 2 つくらいに対応し数日もしくは頓服とする。 ・風邪に効果が期待できるものとして、咳にはコデイン、鼻汁には第 1 世代の抗ヒスタミン薬があるが、副作用の観点から使用は慎重に考慮する。

参考文献
1)Lancet. 2003;361(9351): 51-9／2) 今月の治療．2005; 13(12): 1217-21.

2）インフルエンザ（外来・入院の治療、予防内服）

診断のポイント

✓ルーチンで全例に検査を行なわない。

①冬に流行するが（11月末から12月にかけて始まり、1月末から2月上旬にかけてピーク）、沖縄など熱帯地域では通年流行しうるため流行情報に注意する。

②風邪同様に多くは自然に良くなるウイルス性上気道感染症でもあるが、以下の点で風邪と区別して考えたほうがよい場合がある。
（1）重篤化し死亡する患者層がある（特に乳幼児と高齢者）。
（2）下気道感染症（肺炎）を起こしうる。
（3）抗インフルエンザ薬が存在し、その恩恵を受ける患者層がある。
（4）毎年大流行を起こし、社会的な影響が大きい。

③風邪症候群と比べて、急な高熱、筋肉痛、全身倦怠感など全身症状が強いのが特徴である。また、咽頭痛は軽微で乾性咳嗽が強いのも特徴である。

④迅速検査は特異度は高いが感度は60%程度であり、陰性でも否定はできない。
＊流行状況と合わせて検査を考慮する。新型コロナウイルス感染症との鑑別が難しい流行状況では積極的に検査を検討する。

治療のポイント

✓インフルエンザと診断しても全例には抗ウイルス薬を処方しない。

①特に基礎疾患の無い健常成人は原則として対症療法でフォロー可能⇒「とりあえず抗インフルエンザ薬」は間違い！

② CDCは抗インフルエンザ薬を以下の患者群で推奨している。
（1）入院治療が必要と判断される患者
（2）進行性、重症例、合併症のある患者（基礎疾患の有無にはよらない）
（3）インフルエンザの合併症のハイリスク患者（p.39 表）

③抗インフルエンザ薬の予防内服も適正使用を心がける（自費診療）。原則として、インフルエンザ患者と同居している家族もしくは共同生活者のなかで、高齢者（65歳以上）、慢性呼吸器または慢性心疾患、代謝性疾患（糖尿病など）、腎機能障害がある場合とされる。

原因微生物	治療
・インフルエンザウイルスにはA、B、Cの3型があり、流行的な広がりを見せるのはA型とB型である。 ・A型とB型ウイルスの粒子表面には赤血球凝集素（HA）とノイラミニダーゼ（NA）という糖蛋白があり、特にA型では、HAには15種類、NAには9種類の抗原性の異なる亜型が存在し、これらの様々な組み合わせをもつウイルスが広く分布している。	[外来治療の場合] ①**オセルタミビル（タミフル®）**：75 mg/回（1日2回内服、5日間） ②**ザナミビル（リレンザ®）**：10 mg/回（1日2回吸入、5日間） バロキサビルは1回投与でよい利点があるが、耐性化ウイルスの出現が問題となる。 [入院治療の場合] 外来治療薬に加えて、重症で生命の危険がある場合は以下の併用を検討。 **ペラミビル（ラピアクタ®）**：600 mg/回（24時間毎静注、最低5日間） 重症例の場合、可能であれば亜型を確認し耐性株に注意する。

	[予防内服の場合] ①**オセルタミビル（タミフル®）**：75 mg/回（1 日 1 回内服、7〜10 日間） ②**ザナミビル（リレンザ®）**：10 mg/回（1 日 1 回吸入、10 日間） ワクチン未接種の場合はワクチン接種も推奨する。

インフルエンザ合併症のハイリスク患者

- 5 歳未満の子供、特に 2 歳未満
- 65 歳以上
- 妊婦、産後 2 週間以内（妊娠損失含む［妊娠損失：流産、死産、子宮外妊娠、奇胎妊娠など］）
- BMI＞40 の病的肥満
- 次の基礎疾患を有する患者
  - 喘息などの肺疾患（特に過去 1 年以内に全身性のステロイド投与歴がある）
  - 心血管系の疾患（高血圧は除く）
  - 担癌患者
  - 慢性腎臓病
  - 慢性肝疾患
  - 糖尿病
  - 鎌状赤血球症あるいは他の異常ヘモグロビン症
  - HIV 感染症（特に CD4＜200）
  - 固形臓器・造血幹細胞移植
  - 免疫抑制薬を投与されている炎症性疾患
  - 神経疾患・痙攣・認知異常のために気道分泌物のコントロールに問題がある患者

参考文献

1)MMWR Recomm Rep. 2011; 60(1)：1-24／2)Centers for Disease Control and Prevention, Seasonal Influenza(Flu) http://www.cdc.gov/flu/

3）急性咽頭炎

診断のポイント

✓**多領域に症状をきたすウイルス性の特徴と違い、1つの臓器に悪さをするという細菌性の特徴を踏まえ特に溶連菌性咽頭炎を丁寧に診断する。**

①急性咽頭炎は秋から冬にかけて多く発生する。罹患率は小児で高く、45歳以上では下がる。家庭や学校などでの集団発生もしばしば認められる。

②ウイルス感染が最多。

③A群β溶連菌は小児の咽頭炎の15～30%で原因となっている（成人ではさらに低い）。

④その他の原因微生物はいずれも1%未満だが、HIVや2期梅毒、淋菌を忘れてはいけない。

⑤A群β溶連菌感染を鑑別して治療するのがポイント！⇒（1）38℃以上の発熱あり、（2）圧痛を伴う前頸部リンパ節腫脹あり、（3）扁桃の白苔や滲出液あり、（4）咳なし――の4項目が陽性の場合、溶連菌感染の可能性は高い（40～60%）⇒Centor の Criteria。

⑥A群β溶連菌迅速検査の感度は60～95%、特異度は90～95%である⇒陽性の場合の信頼性は高いが、陰性の場合は偽陰性の可能性も考慮する必要がある。

⑦鑑別がつけにくい場合や迅速検査が使えない場合は咽頭培養を提出してもよい。

治療のポイント

✓**溶連菌性咽頭炎の診断となった場合は原則抗菌薬治療としてよいが、100%見逃さずに抗菌薬を処方すべき感染症ではなくなってきている。**

①溶連菌性咽頭炎に対して抗菌薬を投与する一番の理由はリウマチ熱の予防だが、抗菌薬投与によるリウマチ熱予防の治療必要数（NNT）は4000近いため、国によっては成人で重症度が低ければ抗菌薬なし、というところもある⇒「とりあえず抗菌薬」は間違い！

②重症度が高ければ、溶連菌の検査が陰性でも *Fusobacterium* の可能性もあり、治療を検討してもよい。

③扁桃周囲膿瘍などの合併症があれば抗菌薬治療の適応⇒IV-1-5）「扁桃周囲炎、扁桃周囲膿瘍、深頸部感染症」（p.43）を参照。

④重要な鑑別診断としては伝染性単核球症がある⇒後頸部リンパ節腫脹や肝脾腫の有無も診ておく必要あり。**アモキシシリン**で皮疹を高率に生じるので注意する。

原因微生物	治療
呼吸器ウイルス：最多（40%近く） Group A *Streptococcus*（15～30%。成人ではさらに低い） *Fusobacterium necrophorum*（10～20%を占めるとされる）	[A群β溶連菌感染の場合] **アモキシシリン**：500 mg/回（1日2回内服、10日間）（A群β溶連菌感染が確実な場合に限り、EBV感染症が疑われれば使用しない）

その他の原因微生物：いずれも1%未満 HSV、CMV、EBV、HIV Group C・G *Streptococcus* *Neisseria gonorrhoeae* *Mycoplasma pneumoniae* *Chlamydia pneumoniae*	[ペニシリンアレルギーの場合] 代替として、 ①**クリンダマイシン**：300 mg/回（1日3回内服、10日間） ②**セファレキシン**：500 mg/回（1日2回内服、10日間［重篤なペニシリンアレルギーでない場合］）

参考文献
1) Clin Infect Dis. 2012; 55(10):e86-102／2) Ann Fam Med. 2007; 5(5):436-43／3) Clin Microbiol Infect. 2012; 18 Suppl 1:1-28／4) JAMA. 1992; 267(5):695-7／5) Arch Intern Med. 2006; 166(6):640-4／6) JAMA. 2004; 291(13):1587-95／7) Ann Intern Med. 2015; 162(4):241-7.

4) 急性副鼻腔炎

診断のポイント

✓成人の細菌性の副鼻腔炎はとてもめずらしい。

①副鼻腔炎は臨床的に判断する。病歴や身体診察で膿性鼻汁や後鼻漏、頬部痛、上歯痛、うつむいたときの前頭部もしくは頬部の重い感じなどの所見を探す。

②原因微生物の多くはライノウイルスなどのウイルス性。

③ウイルス性上気道感染後の 87% に CT で副鼻腔粘膜の炎症がみられるが、細菌性は 2% とされる。

治療のポイント

✓細菌性の場合でも、抗菌薬を使用しなくても良くなる可能性が十分ある。

①治療の基本は watchful waiting for acute bacterial rhinosinusitis として、抗菌薬使用が必要な症例は以下の場合とする。

- 非常に強い片側性の頬部の痛み・腫脹、発熱がある（症状の持続期間によらない）。
- 鼻炎症状が 10 日間以上持続、かつ頬部の（特に片側性の）痛み・圧痛と、膿性鼻汁が見られる。
- うっ血除去薬や鎮痛薬を 7 日以上処方して経過を診ていても、上顎、顔面の痛みや発熱が持続する場合。

②次の所見を認める場合は、専門科コンサルトを検討する：眼窩周囲浮腫、眼球位置の異常、複視、眼筋麻痺、視力低下、片側または両側の激しい前頭部頭痛、顔の腫れ、髄膜炎や局所神経徴候など。

原因微生物	治療
ウイルス性がほとんど 原因菌： *Streptococcus pneumoniae* (33%［国内検出菌データ 18.1%］) *Haemophilus influenzae* (32%［国内検出菌データ 20.4%］) *Moraxella catarrhalis* (9%［国内検出菌データ 14.3%］)	**《耐性菌の関与が低い場合：抗菌薬使用歴がない、感染の反復例でない、保育園通園児との同居がないなど》** **アモキシシリン**：500 mg/回（1 日 3 回内服、10 日間） **《耐性菌の関与が疑われる場合：抗菌薬使用歴がある、感染の反復例である、保育園通園児との同居があるなど》** **アモキシシリン/クラブラン酸**：375 mg（1 錠)/回（1 日 3 回内服）＋**アモキシシリン**：250 mg/回（1 日 3 回内服）10 日間 **《ペニシリンアレルギーの場合》** **クリンダマイシン**：300 mg/回（1 日 3 回内服、10 日間）

参考文献

1）日本耳鼻咽喉科感染症・エアロゾル学会会誌．2020;8(3): 193-211.

5）扁桃周囲炎、扁桃周囲膿瘍、深頸部感染症

診断のポイント
✓**扁桃周囲膿瘍では開口障害の病歴を見逃さない。いつもよりも口が開けにくいか？　を確認する。** ①口腔内の常在菌が原因となる（A 群 β 溶連菌や *Fusobacterium* などの嫌気性菌）。 ②扁桃周囲膿瘍では口蓋扁桃周囲部分が張り出してくること（前口蓋弓が下に凸）と開口障害の病歴が重要である。 ③深頸部に感染が及ぶと、気道閉塞、血栓性静脈炎（Lemierre's syndrome）、縦隔炎などが生じて重篤となる可能性がある。嚥下障害、頸静脈の圧痛、開口障害、後頸部痛、胸部痛、背部痛などに注意して問診・診察を行なう。 ④深頸部感染が疑われる場合は造影 CT や MRI を行なうことが勧められる。 ⑤治療開始前には血液培養を 2 セット採取する。

治療のポイント
✓**気道閉塞と縦隔炎を起こさないために積極的なドレナージが重要。** ①入院のうえ、点滴抗菌薬治療に加え、膿瘍の外科的ドレナージが効果的である。その際には忘れずに培養検体を採取する。 ②扁桃周囲膿瘍など深頸部感染症では、気道閉塞のリスクおよび下降性縦隔炎のリスクがあり呼吸状態や胸痛の出現などに注意する。

原因微生物	初期治療
Group A *Streptococcus* *Peptostreptococcus* *Fusobacterium* *Bacteroides* 複数菌が関与することも多い。	**アンピシリン/スルバクタム**：3 g/回（6 時間毎静注） 膿瘍のドレナージを考慮。

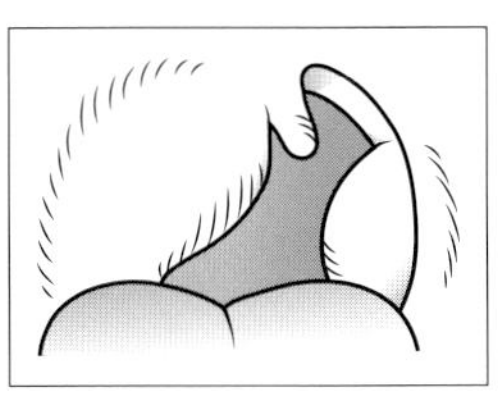

扁桃周囲膿瘍

2　下気道感染症

1）急性気管支炎（百日咳を含む）

診断のポイント

✓発熱や痰の有無を問わず、咳を主症状とする病態である。

①発熱や痰の有無を問わず、咳を主症状とする病態を急性気管支炎と診断する。バイタルサインの変化、胸部聴診所見の異常があれば肺炎の可能性を考え、胸部X線を撮影する。

②原因微生物はウイルスが90%以上を占める。喀痰の色では細菌性であるかの判断はできない。喀痰グラム染色で単一菌の増殖が確認できれば原因微生物と判断できる。*Mycoplasma*や*Chlamydia*による場合もある。

③百日咳については咳き込み嘔吐や吸気時の笛声があれば可能性が高くなる。百日咳の血清診断は迅速性に欠けるため治療に結び付きにくいが、LAMP法が実施可能であれば、早期に診断ができる。

治療のポイント

✓多くの場合、抗菌薬は不要。十分な説明と適切な経過観察を。

①基礎疾患や合併症のない急性気管支炎の患者に対する一律の抗菌薬投与は、利点よりも副作用のリスクが上回るため推奨されない。慢性呼吸器疾患や肺炎などの合併症のある患者で、グラム染色で細菌感染が疑われる場合は抗菌薬を投与する。

②抗菌薬を処方しない場合でも、患者に適切な情報を提供する。その後の経過が思わしくない場合は再診するよう促す。再診時は肺炎の有無などを再評価したうえで抗菌薬の処方を検討する。

〈説明の具体例〉

- 自然な経過として2～3週間程度咳が続く場合がある。
- 再度受診を勧める目安としては（1）高熱が続く、（2）眠れないほど咳が出る、（3）2～3週間経ってもまったく咳が治まらない、（4）咳き込み嘔吐や吸気時の笛のような音がある、が挙げられる。

③百日咳については抗菌薬を使用する時期によって意味合いが異なる。(1) カタル期（発症から2週間以内）に治療を行なえば症状改善が期待できる、(2) カタル期以降であれば周囲の感染の防止に寄与できる。第一選択は**マクロライド**である。

原因微生物	初期治療
ウイルス性がほとんど 原因菌： *Mycoplasma pneumoniae* *Chlamydia pneumoniae* *Bordetella pertussis*	[基礎疾患や合併症がない場合] 十分な説明（上記参照）のうえ、抗菌薬は処方せず、対症療法を行なう。 [慢性呼吸器疾患や肺炎などの合併症のある患者で、グラム染色で細菌感染が疑われる場合] ①**セフトリアキソン**：1～2g/回（24時間毎静注） ②**アモキシシリン/クラブラン酸**：375mg（1錠）/回（1日3回内服）＋**アモキシシリン**：250mg/回（1日3回内服）

	[マイコプラズマ気管支炎の場合] 肺炎を伴わない成人のマイコプラズマ気管支炎の場合、抗菌薬投与は推奨されない。 [百日咳の場合] **アジスロマイシン**：500 mg/回（1日1回内服、3日間）

参考文献
1) Ann Intern Med. 2016;164(6):425-34／2) MMWR Recomm Rep. 2005;54(RR-14):1-16／3) 厚生労働省．抗微生物薬適正使用の手引き，第2版．

2）市中肺炎

診断のポイント

✓**治療開始前に喀痰または気管内吸引物、血液培養2セットを必ず培養に提出。**

✓**結核の可能性にも留意すること。**

①診断後速やかに抗菌薬を開始すべきであるが、原因菌を推定する（p.47表）。

②喀痰グラム染色の特異度は高い。単一菌が大多数を占める場合、原因菌と考える。

③意識障害がある場合には、髄膜炎の合併に注意する。

治療のポイント

✓**患者の背景やグラム染色結果を総合的に判断し、抗菌薬投与を選択する。**

①頻度・重症度ともに肺炎球菌が第一である。日本では肺炎球菌のほとんどが**マクロライド**耐性である。菌血症や敗血症を伴うことも多く、原則入院で治療する。

②肺外症状（精神症状、頭痛、咽頭痛、腹痛、下痢、皮疹、比較的徐脈、AST・ALT上昇など）を認める場合、非定型肺炎を疑う。病歴（周囲の流行状況、温泉・再循環式浴槽の利用）、日本呼吸器学会の鑑別基準（p.48上表）、LAMP法（*Mycoplasma*）、尿中抗原・LAMP法（*Legionella*）などを用いて総合的に判断する。

③ *Mycoplasma* や *Chlamydia* による非定型肺炎は自然治癒しうる。「経験的に非定型肺炎のカバーを行なうことは生存率や臨床的治療効果に影響を及ぼさなかった」というデータもあり、軽症で非定型肺炎を疑う明確な理由がなければ、経験的治療における優先順位は低い。

④重症例では肺炎球菌と *Legionella* を考える（IV-2-3)「重症市中肺炎（ICU入室)」[p.49] 参照）。重症度についてはPSIやCURB65（p.48下表）などのスコアリングシステムを用いる。

⑤原因菌の判明後、抗菌薬のde-escalationを行なう。

原因微生物	初期治療
[細菌性肺炎] *Streptococcus pneumoniae* *Haemophilus influenzae* *Moraxella catarrhalis* *Klebsiella pneumoniae* *Staphylococcus aureus*（インフルエンザ・RSウイルス罹患後）	[グラム染色で肺炎球菌間違いなし] ①**ペニシリンG**：200万単位/回（4時間毎静注） ②**アンピシリン**：2 g/回（6時間毎静注） ③**アモキシシリン**：500 mg/回（1日4回内服） [経験的治療] ①**アンピシリン/スルバクタム**：1.5〜3 g/回（6時間毎静注） ②**セフトリアキソン**：1〜2 g/回（24時間毎静注） ③**アモキシシリン/クラブラン酸**：375 mg（1錠）/回（1日3回内服）＋**アモキシシリン**：250 mg/回（1日3回内服） ①、③はBLNARには無効。

[非定型肺炎] *Mycoplasma pneumoniae* *Chlamydia pneumoniae* *Legionella pneumophila* *Chlamydia psittaci*(鳥を飼っている場合)	[非定型肺炎を疑う場合のみ] 細菌性肺炎の抗菌薬と併用または単独投与。 ①**ドキシサイクリン**：100 mg/回（1日2回内服） ②**アジスロマイシン**：500 mg/回（1日1回内服） ③**ミノサイクリン**：100 mg/回（12時間毎静注） ④**アジスロマイシン**：500 mg/回（24時間毎静注） レボフロキサシンなどのニューキノロンも使用できるが、結核に活性があり、結核の可能性が少しでもある場合は控えたほうがよい。
[誤嚥性肺炎] *Peptostreptococcus* *Prevotella* *Fusobacterium*	①**アンピシリン**：2 g/回（6時間毎静注） ②**クリンダマイシン**：600 mg/回（8時間毎静注） ③**アンピシリン/スルバクタム**：1.5～3 g/回（6時間毎静注）

参考文献
1) Am J Respir Crit Care Med. 2019;200(7):e45-67／2) N Engl J Med. 2014;371(17):1619-28／3) Arch Intern Med. 2005;165(17):1992-2000／4) N Engl J Med. 2015;372(14):1312-23.

リスクファクター⇒市中肺炎原因菌の予測

■特に既往なし
Streptococcus pneumoniae、*Haemophilus influenzae*、*Mycoplasma pneumoniae*、*Chlamydia pneumoniae*

■アルコール多飲
Streptococcus pneumoniae、口腔内嫌気性菌、*Klebsiella pneumoniae*

■慢性閉塞性肺疾患
Streptococcus pneumoniae、*Haemophilus influenzae*、*Moraxella catarrhalis*、*Legionella pneumophila*

■肺の器質的疾患（気管支拡張症など）
グラム陰性桿菌（*Klebsiella*、*Pseudomonas aeruginosa* など）

■インフルエンザやRSウイルスなどのウイルス罹患後
Staphylococcus aureus、*Streptococcus pneumoniae*、*Streptococcus pyogenes*

■脳血管障害、意識障害など
口腔内嫌気性菌（*Peptostreptococcus*、*Fusobacterium*、*Prevotella*）、*Streptococcus* など

日本呼吸器学会の鑑別基準
――臨床徴候から非定型肺炎（*Legionella* を除く）を疑う

1. 年齢 60 歳未満
2. 基礎疾患がない、あるいは軽微
3. 頑固な咳がある
4. 胸部聴診上所見が乏しい
5. 喀痰がない、あるいは迅速診断法で原因菌が証明されない
6. 末梢血白血球数が 10000/μL 未満

6 項目中、4 項目以上合致	非定型肺炎疑い
6 項目中、3 項目以下の合致	細菌性肺炎疑い
非定型肺炎診断：感度 78%、特異度 93%	

上記 1～5 の項目中、3 項目以上合致	非定型肺炎疑い
上記 1～5 の項目中、2 項目以下の合致	細菌性肺炎疑い
非定型肺炎診断：感度 84%、特異度 87%	

（日本呼吸器学会．成人肺炎診療ガイドライン 2017）

肺炎の重症度を見積もる――CURB65 スコアリングシステム

下記 5 項目を検討し、該当する場合は 1 点とする（0～5 点）。

Confusion：意識障害・見当識障害

Urea：BUN > 7 mmol/L（概算で 20 mg/dL）

Respiratory rate：呼吸数 ≧ 30 回/分

Blood pressure：収縮期圧 < 90 mmHg もしくは拡張期圧≦ 60 mmHg

Age：年齢≧ 65 歳

Group	点数	死亡率	治療の選択肢
1	0、1	低い（1.5%）	自宅治療が適当か
2	2	中等度（9.2%）	病院管理下の治療 a．短期入院 b．外来通院
3	3～5	高い（22%）	重症肺炎として入院（特に 4、5 点では ICU 入室を検討）

（Thorax. 2003; 58(5): 377-82．より引用改変）

3）重症市中肺炎（ICU 入室）

診断のポイント

✓**重症度の高い市中肺炎の 2 大原因菌は *Streptococcus pneumoniae* と *Legionella pneumophila* である。**

①「CRP が高いから重症」ではない！（重症度については、Ⅳ-2-2）「市中肺炎」[p.48 **下表**] を参照）。

②治療開始前に喀痰、気管内吸引物もしくは BALF および血液培養 2 セットを必ず培養に提出すること。*Legionella* 尿中抗原（血清型 1 のみ検出）もしくは LAMP 法（すべての血清型が検出可能）も役立つ。

治療のポイント

✓**重症市中肺炎では非定型肺炎のカバーを考慮する。**

①重症市中肺炎の初期治療において **β ラクタム＋マクロライド**併用療法のほうが予後が良いという報告が多数みられている。

②原因菌が判明したら、抗菌薬の de-escalation を積極的に行なう。初期治療薬の選択においては自施設のアンチバイオグラムを参照する。

原因微生物	初期治療
Streptococcus pneumoniae *Legionella pneumophila* *Haemophilus influenzae* Gram negative bacilli	**セフトリアキソン**:2 g/回（24 時間毎静注） ＋ **アジスロマイシン**：500 mg/回（24 時間毎静注）or **レボフロキサシン**：500 mg/回（24 時間毎静注）

Legionella 肺炎の臨床予測スコア

臨床所見	点数
体温 ≧ 39.4℃	1
喀痰がない	1
血清ナトリウム値 < 133 mEq/L	1
血清 LDH > 225 IU/L	1
血清 CRP > 18.7 mg/dL	1
血小板 < 17.1 万/μL	1

(BMC Pulm Med 2009, 9:4)

2 点未満の場合、*Legionella* 肺炎を除外する感度は99.4%、陰性的中率は99.6%であるとの報告（J Infect Chemother. 2019; 25(6):407-12）もあり、上記スコアリングは除外診断に有用である可能性がある。

参考文献

1)Chest. 2014; 146(1):22-31／2)JAMA Intern Med. 2014; 174(12):1894-901／3)Clin Infect Dis. 2015; 60(11):e66-79／4)Clin Microbiol Infect.2017; 23(9):653-8.

4）院内肺炎、人工呼吸器関連肺炎

診断のポイント

✓**院内肺炎（HAP）患者は基礎疾患を有することが多く、背景も多彩。喀痰（気管内吸引物）のグラム染色・培養検査が重要。**

①概して肺炎は、発熱や新たな呼吸器症状（咳嗽や喀痰、呼吸数の増加）、SpO_2 の低下を認めたときに疑い、胸部画像検査（胸部X線±CT）でその存在を診断するが、食欲がない、意識状態が悪いといった非典型な症状だけの場合もある。

②胸部画像検査の異常陰影の出現（増悪）と、（1）38℃以上の発熱、（2）白血球数増加/低下、（3）膿性痰、（4）低酸素血症のうち2項目以上で院内肺炎もしくは人工呼吸器関連肺炎（VAP）を疑い、治療を検討する。特にVAPは死亡率が高く、早期に治療を開始し、継続の適否は後に判断する（治療のポイント⑤）。

③抗菌薬投与を開始する前に、喀痰または気管内吸引物のグラム染色・培養と血液培養（2セット）を行なう。肺炎の進行が緩徐な場合は肺結核も考え、喀痰抗酸菌検査を複数回行なう。

④グラム染色では、白血球の多い部分に単一菌が大多数を占める場合は原因菌と推測できる。また下気道検体が確実に得られる挿管下では、細菌性肺炎の存在診断自体を補助できる。

⑤過去の抗菌薬投与歴、誤嚥のリスク、免疫不全の有無など原因微生物に関わる背景の確認も重要である。

治療のポイント

✓**患者背景や病態を評価したうえで、治療法の選択を行なう。**

①治療選択時に、患者背景（誤嚥性肺炎のリスクや終末期状態［疾患末期や老衰状態など］）も確認する。該当時には、患者本人や家族とよく相談して、個人の意思やQOLを尊重する。

②本人・家族が状態改善を望む場合は、治療薬の選択に当たって耐性菌リスク※1、敗血症の有無、重症度（I-ROAD）※2、喀痰グラム染色を評価する。施設におけるアンチバイオグラムも活用する。

※1：以下2項目以上が該当する場合、耐性菌リスクが高いと評価する。

- 過去90日以内の経静脈的抗菌薬使用歴
- 過去90日以内に2日以上の入院歴
- 免疫抑制状態
- 活動性の低下（PS≧3、バーゼル指数＜50、歩行不能、経管栄養または中心静脈栄養）

※2：本項ではI-ROAD分類（p.52図）の中等症以上を重症と定義する。

③敗血症がなく非重症例かつ耐性菌リスクが低い場合には、ある程度狭域な抗菌薬から治療を開始する（IV-2-5）「医療・介護関連肺炎、誤嚥性肺炎」［p.53］を参照）。

④敗血症または重症例または耐性菌のリスクが高い場合には、緑膿菌を含むグラム陰性桿菌を念頭に2剤併用投与を検討する（**βラクタム**同士の併用は避ける）。

⑤抗菌薬の有効性を48〜72時間後に総合的に判断する。原因微生物が判明した時点でより狭域な抗菌薬に変更する（de-escalation）。

⑥治療不応性の肺炎では、肺結核も考慮する。細菌性肺炎と肺結核を合併する場合もあるので注意！

原因微生物	初期治療
[耐性菌リスクが低い場合] *Streptococcus pneumoniae* *Staphylococcus aureus*（MSSA） 腸内細菌科グラム陰性桿菌（*Klebsiella*、*Escherichia coli* など） *Haemophilus influenzae* 口腔内レンサ球菌	**《敗血症がなく非重症例かつ耐性菌リスク低》** Ⅳ-2-5）「医療・介護関連肺炎、誤嚥性肺炎」（p.53）を参照。
[耐性菌リスクが高い場合] 上記に加えて *Staphylococcus aureus*（MRSA） ESBL 産生菌 AmpC 過剰産生菌 *Pseudomonas aeruginosa*	**《敗血症または重症例または耐性菌リスク高》** ①**セフェピム**：1 g/回（8 時間毎静注） 誤嚥性肺炎や肺化膿症など嫌気性菌による感染を疑う場合は、**セフェピム**に加え **クリンダマイシン**：600 mg/回（8 時間毎静注） ②**ピペラシリン/タゾバクタム**:4.5 g/回（6 時間毎静注） ③**メロペネム**：1 g/回（8 時間毎静注） [グラム染色でグラム陰性桿菌を多数認める場合] ①～③のうち緑膿菌を含むグラム陰性桿菌の耐性率が 10%以下の抗菌薬を選択。 耐性率がいずれの抗菌薬も 10%を超えていれば①～③のうちの 1 つに、キノロンまたはアミノグリコシドを併用することを検討。 **レボフロキサシン**:500 mg/回（24 時間毎）or **シプロフロキサシン**：400 mg/回（8～12 時間毎）or **アミカシン**：15 mg/kg/回（24 時間毎）（V-5「静注用アミノグリコシドの投与方法」[p.111] を参照） ESBL 産生菌の検出歴があれば、①～③のうち③の使用を検討。 [グラム染色でブドウ球菌を多数認める場合] ①～③のうちの 1 つに併用して **バンコマイシン**：V-4「静注用バンコマイシンの投与方法」（p.110）を参照

日本呼吸器学会の重症度分類（I-ROAD 分類）

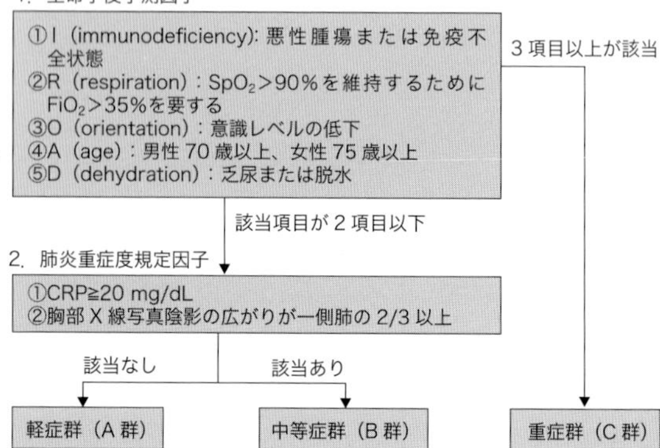

（日本呼吸器学会．成人肺炎診療ガイドライン 2017）

参考文献
1) 日本呼吸器学会．成人肺炎診療ガイドライン2017／2)Clin Infect Dis. 2016 Sep 1; 63(5): e61-111／3)Eur Respir J. 2017 Sep 10; 50(3): 1700582／4)Crit Care. 2020 Jun 29; 24(1): 383／5)Clin Infect Dis. 2012 Aug; 55(4): 551-61／6)Thorax. 1999 Oct; 54(10): 867-73／7)Curr Opin Infect Dis. 2013 Apr; 26(2):140-50／8)J Crit Care. 2014 Oct; 29(5): 739-42.

5）医療・介護関連肺炎、誤嚥性肺炎

診断のポイント

✓高齢者や医療曝露の多い患者における発熱では常に疑う。

①医療・介護関連肺炎（NHCAP）は多くの場合、嚥下機能の低下した高齢者や身体障害者などにおける誤嚥性肺炎が主な病態であり、死亡率は15.5%と市中肺炎より高い。

② NHCAP の定義は、次のうち 1 つ以上を満たすこととされる。

(1) 療養病床に入院、もしくは介護施設に入所している（精神病床も含む）。

(2) 90 日以内に病院を退院した。

(3) 介護（PS 3 以上）を必要とする高齢者、身体障害者。

(4) 通院にて継続的に血管内治療（透析、抗菌薬、抗癌化学療法、免疫抑制薬等）を受けている。

③高齢者は、意識障害、活動性低下、食欲低下など、肺炎の表現が呼吸器系の症状とは限らない。呼吸数や SpO_2 などのバイタルサインを丁寧にみて、必要に応じ胸部 X 線、CT などの評価を行なう。また、口腔内の汚染が強いことなども診断の助けとなる。

④施設居住の高齢者などの原因不明な発熱の多くは「誤嚥性肺炎」と診断されるが、非感染性疾患やその他重症感染症などのケースもあるため、詳細な評価を行なわず安易に決めつけてはならない。

⑤抗菌薬治療開始前は喀痰、血液培養 2 セットを必ず培養に提出するとともに、特に高齢者では結核を鑑別に挙げ喀痰抗酸菌検査も同時に行なう。

治療のポイント

✓初期抗菌薬は患者背景因子と重症度を評価して選択する。

①疑われる原因微生物としては市中肺炎同様の肺炎球菌や *Klebsiella pneumoniae* などのほかに、MRSA や ESBL 産生菌などの耐性菌、緑膿菌などの頻度が上がる。また誤嚥要素がある場合、口腔内嫌気性菌は初期よりカバーをしておく必要がある。

②抗菌薬は過去の検出歴、耐性菌リスク※、重症度などから初期選択し、その後狭域化、広域化を行なう。

※：以下 2 項目以上が該当する場合、耐性菌リスクが高いと評価する。

- 過去 90 日以内の経静脈的抗菌薬使用歴
- 過去 90 日以内に 2 日以上の入院歴
- 免疫抑制状態
- 活動性の低下（PS ≧ 3、バーゼル指数＜50、歩行不能、経管栄養または中心静脈栄養）

③ ADL の低下した高齢者の場合、不顕性誤嚥として一時的に発熱する場合があるが、状態が安定していれば数日で改善を認める場合が多いため抗菌薬の是非は使用前に検討する。

④老衰や疾患末期などの不可逆的な死の過程にある終末期患者に対しては個人の意思を十分に確認し、医療チームとして抗菌薬の使用の有無を決定する必要がある。

原因微生物	初期治療
Streptococcus pneumoniae *Haemophilus influenzae* *Klebsiella pneumoniae* *Enterobacter* *Serratia* *Acinetobacter* [嫌気性菌/口腔内常在菌] *Peptostreptococcus* *Fusobacterium* *Prevotella* Viridans group streptococci [耐性菌/緑膿菌] *Staphylococcus aureus* (MRSA) ESBL 産生菌 AmpC 過剰産生菌 *Pseudomonas aeruginosa*	**《敗血症がなく非重症例かつ耐性菌リスク低》** ①**アンピシリン/スルバクタム**：1.5〜3 g/回（6 時間毎静注） ②**セフトリアキソン**：1〜2 g/回（24 時間毎静注） ③**アモキシシリン/クラブラン酸**：375 mg（1 錠）/回（1 日 3 回内服）＋**アモキシシリン**：250 mg/回（1 日 3 回内服） **《敗血症または重症例または耐性菌リスク高》** ①**セフェピム**：1 g/回（8 時間毎静注）＋**クリンダマイシン**：600 mg/回（8 時間毎静注） ②**ピペラシリン/タゾバクタム**：4.5 g/回（6 時間毎静注） ③**メロペネム**：1 g/回（8 時間毎静注） [グラム染色でブドウ球菌を多数認める場合] ①〜③のうちの 1 つに併用して **バンコマイシン**：V-4「静注用バンコマイシンの投与方法」(p.110) を参照

参考文献
1) 日本呼吸器学会．成人肺炎診療ガイドライン2017／2) Am J Respir Crit Care Med. 2019; 200(7): e45-67.

6）市中発症の肺膿瘍

診断のポイント

✓空洞性肺病変の原因の鑑別が重要。

①主に誤嚥による肺膿瘍と、肺炎から進行した肺膿瘍の 2 つがあり、まれに敗血症性肺塞栓（通常多発性）や気道閉塞に続発する。

②誤嚥リスクの高い患者に遷延する発熱、咳嗽、悪臭痰や体重減少がみられる場合や肺炎治療中になかなか改善しない場合、肺膿瘍も考える。

③胸部 X 線、CT で air-fluid level を伴う不整で壁の厚い空洞性病変を認めるが、一部症例で初期は空洞内が満たされ、経過中に空洞化する。

④治療前に喀痰・血液培養を採取し、喀痰グラム染色を評価する。重症例/免疫不全例は気管支鏡を考慮する。

⑤誤嚥による肺膿瘍は亜急性に経過し、肺炎に続発する肺膿瘍は急性経過で予後不良（特に *Klebsiella pneumoniae* と黄色ブドウ球菌）。

⑥結核が鑑別疾患として重要。喀痰抗酸菌塗抹・培養検査を考慮する。

治療のポイント

✓治療反応が悪い場合、膿胸や気管支閉塞など解剖学的な要因も考慮する。

①入院治療を考慮するが、経過が緩やかな症例は外来治療も可能。

②患者背景（誤嚥のリスクなど）、経過や喀痰グラム染色から予想される菌に対する第一選択薬を選択。推定不能な場合は下記の「初期治療」を選択、原因菌が判明したら de-escalation する。

③抗菌薬治療のみで改善することが多いが、解熱に数日〜1 週間ほど要す。

④画像上の病変消失/瘢痕化まで、通常 4〜6 週間程度の治療を要す。

⑤治療への反応が悪い場合、以下を考える。

- 巨大病変（直径 ≧ 6〜8 cm）⇒経皮ドレナージや外科的切除の検討。
- 膿胸を合併⇒経皮ドレナージや外科手術の検討。
- 腫瘍や異物による閉塞⇒ CT での評価、気管支鏡の検討。
- 原因微生物が不明⇒気管支鏡/経皮針吸引による原因微生物同定。
- 敗血症性肺塞栓⇒感染性心内膜炎の合併や他部位の膿瘍を検索。

原因微生物	初期治療
[誤嚥] 通常、複数菌感染 Streptococcus anginosus group *Peptostreptococcus* *Prevotella* *Fusobacterium* [肺炎の膿瘍化] *Klebsiella pneumoniae* *Staphylococcus aureus* [敗血症性肺塞栓] *Staphylococcus aureus* *Fusobacterium*	[誤嚥リスク高く亜急性に経過] ①**アンピシリン/スルバクタム**：3 g/回（6 時間毎静注） ②**クリンダマイシン**：600 mg/回（8 時間毎静注） ③**アモキシシリン/クラブラン酸**：375 mg（1 錠）/回＋**アモキシシリン**：250 mg/回（1 日 3 回内服） [急性経過で重症：*K. pneumoniae* や MSSA を念頭に] ①**セフトリアキソン**：2 g/回（24 時間毎静注） ②**セファゾリン**：2 g/回（8 時間毎静注）

参考文献

1）Respiration. 2010; 80(2):98-105／2）Clin Infect Dis. 2005; 40(7):915-22／3）Arch Intern Med. 1990; 150(12):2525-9／4）CHEST 1995; 108(4):937-41／5）CHEST 1999; 115(3):746-50.

Ⅳ 2 下気道感染症

7）院内発症の肺膿瘍

診断のポイント

✓**「壊死、空洞、鏡面形成像を伴う結節・腫瘤陰影」の存在に加え、無気肺、続発性器質化肺炎、結核などの除外が重要。**

①市中・院内・人工呼吸器関連肺炎後、肺腫瘍に伴う閉塞性肺炎に合併することが多い。

②喀痰を採取しグラム染色を行なう（喀痰が得られない場合には気管支鏡検査を考慮する）。

③院内発症の肺膿瘍や単一菌（特に *Klebsiella pneumoniae*）による肺膿瘍では血液培養の陽性化率が高いため、治療開始前に血液培養を採取する。

④市中発症の原因菌に加え、緑膿菌、MRSA の可能性を考慮する。

⑤免疫不全者の場合は、*Nocardia* や *Cryptococcus* なども考慮する。

治療のポイント

✓**グラム染色で複数菌を認める場合は嫌気性菌のカバーを忘れない。**

①市中発症と比較して死亡率が高いため、原則入院で治療する。

②喀痰のグラム染色の結果、原因菌が推定できる場合は予想される菌に対する第一選択薬を選択し、推定不能な場合は下記の「初期治療」を選択する。

③喀痰のグラム染色でブドウ球菌を疑うグラム陽性球菌を多数認める場合には**バンコマイシン**を考慮する。

④院内発症の場合、喀痰培養から検出されることが多い耐性傾向の好気性菌や、喀痰培養では検出されない嫌気性菌をカバーする必要性は、グラム染色、臨床背景（誤嚥のリスク）、治療経過から検討する。

⑤原因菌が判明したら、抗菌薬の de-escalation を積極的に行なう。

⑥解熱は 7～10 日間程度要することが多い。14 日以上発熱が持続する場合は気管支閉塞や合併症（膿胸など）の検索を胸部 CT、気管支鏡検査で行なう。

⑦治療期間は症例によって幅があり、少なくとも 1～2 か月は必要である。

原因微生物	初期治療
Staphylococcus aureus (MSSA、MRSA) *Pseudomonas aeruginosa* *Klebsiella pneumoniae* Streptococcus anginosus group *Peptostreptococcus* *Prevotella* *Fusobacterium*	原則入院で加療する。 [全身・呼吸状態が不安定な場合] ①**セフェピム**：1 g/回（8 時間毎静注）＋**クリンダマイシン**：600 mg/回（8 時間毎静注） ②**ピペラシリン/タゾバクタム**：4.5 g/回（6 時間毎静注） [全身・呼吸状態が良好な場合] **アンピシリン/スルバクタム**：3 g/回（6 時間毎静注） ただし反応性が不良の場合は escalation を行なう。 [MRSA を考慮する場合] **バンコマイシン**：V-4「静注用バンコマイシンの投与方法」（p.110）を参照

参考文献
1)Intern Med. 1993; 32(4): 278-84／2)Turk J Med Sci. 2013; 43: 255-62／3)Clin Infect Dis. 2005; 40(7): 915-22／4)Int J Pharm Sci Invent 2015;4(1):37–41.

8）膿胸

診断のポイント

✓**片側胸水は原則精査（胸水穿刺）の対象である。**

①片側胸水や漏出性で説明のつかない両側胸水（例：左右差）は穿刺する。

②肉眼的な膿性だけでなく、胸水一般、細胞分画、グラム染色、培養で、細菌感染の可能性を評価する。結核にも注意（必要に応じて胸水抗酸菌検査、胸水 ADA の追加）。

③肺炎に続発するもの（肺炎随伴性胸水）、隣接臓器からの波及、医療関連（術後やドレーンからの逆行性）など、発症の機序も検討する。

④抗菌薬開始前には、必ず血液培養 2 セットを採取する。

治療のポイント

✓**可能な限り早急に胸腔ドレナージを行なう。**

①膿胸や複雑性肺炎随伴性胸水は早急にドレナージする（ドレナージ基準は p.58 **表**参照）。

②検体のグラム染色の結果から原因菌が推定できる場合、抗菌薬は予想される菌に対する第一選択薬を選択する。

③原因菌が推定不能な場合は、状況に応じて下記の「初期治療」の抗菌薬を選択する。

④嫌気性菌は培養が難しいため、検出されていない場合もカバーを考慮する。

原因微生物	初期治療
[市中肺炎に合併した膿胸] [隣接臓器からの波及（頸部、食道、縦隔）] Streptococcus anginosus group *Peptostreptococcus* *Prevotella* *Fusobacterium*	①**アンピシリン/スルバクタム**：3 g/回（6 時間毎静注） ②**セフトリアキソン**：2 g/回（24 時間毎静注） ＋ **メトロニダゾール**：500 mg/回（8 時間毎静注）or **クリンダマイシン**：600 mg/回（8 時間毎静注）
[隣接臓器からの波及（横隔膜下）]	IV-6-5）6）「二次性腹膜炎」（p.76、77）を参照
[院内発症の膿胸、胸部術後の膿胸] *Staphylococcus aureus* (MSSA, MRSA) *Pseudomonas aeruginosa* *Escherichia coli* *Klebsiella pneumoniae* *Bacteroides* *Prevotella* *Fusobacterium*	①**ピペラシリン/タゾバクタム**:4.5 g/回（6 時間毎静注） ②**セフェピム**：1 g/回（8 時間毎静注） ＋ **メトロニダゾール**：500 mg/回（8 時間毎静注）or **クリンダマイシン**：600 mg/回（8 時間毎静注） [MRSA を考慮する場合] **バンコマイシン**：V-4「静注用バンコマイシンの投与方法」（p.110）を参照

肺炎随伴性胸水のドレナージ基準

胸水の分類	生化学的検査	細菌学的検査	ドレナージ
単純性肺炎随伴性胸水	pH ≧ 7.20 Glu ≧ 40 mg/dL LDH ≦ 1,000 IU/L	グラム染色と細菌培養が陰性	不要
複雑性肺炎随伴性胸水	pH < 7.20 Glu < 40 mg/dL LDH > 1,000 IU/L	グラム染色または細菌培養が陽性	必要
膿胸		膿	必要

参考文献
1)J Thorac Cardiovasc Surg. 2017;153(6):e129-46／2)Chest. 2000; 118(4):1158-71／3)Thorax. 2010; 65 Suppl 2:ii41-53.

3　尿路感染症

1）急性膀胱炎

診断のポイント
✓**若年女性の典型的症状と膿尿で診断するが性感染症と腎盂腎炎に注意。** ①リスクファクターとして頻繁な性交、殺精子剤の使用、膀胱炎の既往がある。 ②既往のある女性の自己診断は正診率が高い。 ③典型的症状とは頻尿、残尿感、排尿時痛、尿意切迫感などの膀胱刺激症状のことを指す。 ④帯下増加、陰部瘙痒感、性交時痛を認める場合は性感染症を、発熱、嘔吐、CVA 叩打痛を認める場合は腎盂腎炎を鑑別診断に挙げる。 ⑤基本的に典型例では尿培養は不要だが、経過不良例、再発例、腎盂腎炎を疑う例では提出し、原因微生物を同定する。

治療のポイント
✓**膀胱炎＝キノロンの思考から脱却し ST 合剤や β ラクタムを上手に使う。** ①原因微生物の大半は大腸菌であり、自施設のアンチバイオグラムにおける大腸菌の耐性率が 20%以下の薬剤を使用する。 ②米国感染症学会（IDSA）の推奨薬でもある **ST 合剤**は良い選択だが、使いにくい場合は **β ラクタム**を上手に使う。 ③キノロンは広域かつ大腸菌の耐性率が高いためできる限り避ける。 ④妊婦や妊娠の可能性がある場合は **ST 合剤**や**キノロン**は避ける。 ⑤自然治癒もあり、軽症例では対症療法のみで抗菌薬温存も考慮する。

原因微生物	初期治療
Escherichia coli（75～95%） *Staphylococcus saprophyticus* *Klebsiella pneumoniae* *Proteus mirabilis*	自施設の大腸菌の耐性率を確認し使用。 ① **ST 合剤**：トリメトプリム量 160 mg（2 錠）/回（1 日 2 回内服） ②**アモキシシリン/クラブラン酸**：375 mg（1 錠）/回（1 日 3 回内服）＋**アモキシシリン**：250 mg/回（1 日 3 回内服） ③**セファレキシン**：500 mg/回（1 日 3～4 回内服） ④**シプロフロキサシン**：400 mg/回（1 日 2 回内服） ⑤**レボフロキサシン**：500 mg/回（1 日 1 回内服）

参考文献

1)Clin infect Dis. 2011;52(5):e103-20／2)EAU Guidelines on Urological Infections, European Association of Urology, 2019／3)N Engl J Med. 2012;366(11):1028-37／4)JAMA. 2002;287(20):2701-10.

2）市中発症の腎盂腎炎

診断のポイント

✓**「膿尿＋細菌尿」の存在に加え、他の感染症の「除外診断」が重要。**

①膿尿（尿沈渣で尿中白血球≧ 10/HPF が目安）がある。

②尿グラム染色で多数のグラム陰性桿菌を認めるのが典型で、尿培養で矛盾しない菌（大腸菌など）を検出する。

③菌血症を伴うことも多く、必ず血液培養 2 セットを提出する。

④尿路感染症は除外診断という前提で、他の感染症をできる限り除外する。

⑤一方で膿尿や細菌尿が必ず感染症を意味するわけではない。妊婦や泌尿器科の術前を除き、無症候性細菌尿の治療は不要。

治療のポイント

✓**原因菌の大半を占める大腸菌のキノロン耐性に注意。**

①菌血症や敗血症を伴うことも多く、原則入院で治療する。

②初期治療薬の選択においては自施設のアンチバイオグラムを参照する。

③ ESBL 産生菌の検出率が高い施設での初期治療には、**セフメタゾール**の使用を考慮する。

④治療開始後 72 時間以上経過しても改善しない場合や重症例は、尿路閉塞や合併症（腎膿瘍など）の検索を画像検査で行なう。

原因微生物	初期治療
Escherichia coli （若年女性では 9 割） *Klebsiella pneumoniae* *Proteus mirabilis*	［原則入院で加療］ ①**セフメタゾール**：1 g/回（6 時間毎静注） ②**セフトリアキソン**：1 ～ 2 g/回（24 時間毎静注） ［入院できない場合（通院は可能）］ ①**セフトリアキソン**：1 ～ 2 g/回（24 時間毎静注） ②**アミカシン**：15 mg/kg/回（24 時間毎静注）（V-5「静注用アミノグリコシドの投与方法」［p.111］を参照） ［入院できない場合（通院も困難）］ ①**アモキシシリン/クラブラン酸**：375 mg（1 錠）/回（1 日 3 回内服）＋**アモキシシリン**：250 mg/回（1 日 3 回内服） ②**セファレキシン**：500 mg/回（1 日 4 回内服） ③ **ST 合剤**：トリメトプリム量 160 mg（2 錠）/回（1 日 2 回内服） ④**シプロフロキサシン**：400 mg/回（1 日 2 回内服） ⑤**レボフロキサシン**：500 mg/回（1 日 1 回内服）

参考文献

1)N Engl J Med. 2018;378(1):48-59／2)Clin infect Dis. 2011;52(5):e103-20／3)EAU Guidelines on Urological Infections, European Association of Urology, 2019.

3) 複雑性尿路感染症

診断のポイント

✓ **単純性尿路感染症以外の尿路感染症では「複雑性」の要因を検索する。**

①複雑性尿路感染症とは、妊娠しておらず尿路に生理的・解剖学的異常がない若年女性の尿路感染症（単純性）以外の尿路感染症を指す。

②生理的・解剖学的異常や基礎疾患など複雑性の要因は多岐にわたるため、「単純性」以外の尿路感染症では「複雑性」の要因を検索する。

③意識障害、食欲不振など非定型の症状で発症することも多く、「複雑性」の要因をもつ患者で膿尿＋細菌尿がある場合には鑑別に挙げる。

④膀胱留置カテーテルが長期留置の場合には、コンタミネーションを減らすため新たに入れ替えたカテーテルから尿培養を採取する。

治療のポイント

✓ **「複雑性」の要因の解除やコントロールが重要。**

①耐性菌による感染のリスクが高いが、グラム染色や自施設のアンチバイオグラム、抗菌薬使用歴、過去の尿培養結果（特に ESBL 産生菌や AmpC 過剰産生菌、緑膿菌の有無）を踏まえて抗菌薬を選択する。

②治療対象が複数菌となることが多いが、尿培養で認めたすべての微生物を治療対象とするのではなく、尿路感染症の原因となりやすい微生物を治療対象にする。ただし尿路閉塞を伴う場合は尿路感染症の原因となりにくい微生物が原因となることがある。

③抗菌薬選択に加え、留置カテーテルの除去、尿路閉塞の解除など「複雑性」要因の解除やコントロールが重要となる。

④臨床経過が悪い場合には閉塞の原因や膿瘍の検索を画像検査で行なう。

原因微生物	初期治療
Escherichia coli *Klebsiella* *Serratia* *Citrobacter* *Enterobacter* *Pseudomonas aeruginosa* *Enterococcus*	**《尿のグラム染色が GNR のみ》** [過去の医療曝露がなく腸内細菌科 GNR を疑う場合（例：初発の結石性腎盂腎炎）] ①**セフメタゾール**：1 g/回（6 時間毎静注） ②**セフトリアキソン**：1～2 g/回（24 時間毎静注） [医療曝露がある場合（例：回腸導管や腎瘻留置者の再発性尿路感染症）] ①**セフェピム**：1 g/回（8 時間毎静注） ESBL 産生菌に対しては効果が乏しい。 ②**ピペラシリン/タゾバクタム**：4.5 g/回（6 時間毎静注） AmpC 過剰産生菌に対しては効果が乏しい。

	《尿のグラム染色が連鎖状 GPC のみ》 **アンピシリン**：2 g/回（6 時間毎静注） 重症な場合や *Enterococcus faecium* の検出歴がある場合は **バンコマイシン**：V-4「静注用バンコマイシンの投与方法」（p.110）を参照 《尿のグラム染色において連鎖状 GPC と GNR を認め混合感染を考える場合》 ①**アンピシリン**：2 g/回（6 時間毎静注） ＋ **セフメタゾール**：1 g/回（6 時間毎静注）or **セフトリアキソン**：1〜2 g/回（24 時間毎静注）or **セフェピム**：1 g/回（8 時間毎静注）：この 3 剤の選択基準については上記《尿のグラム染色が GNR のみ》を参照 ②**ピペラシリン/タゾバクタム**：4.5 g/回（6 時間毎静注） 重症な場合や *Enterococcus faecium* の検出歴がある場合は **バンコマイシン**：V-4「静注用バンコマイシンの投与方法」（p.110）を参照＋**セフェピム**：1 g/回（8 時間毎静注）

参考文献
1)N Engl J Med. 2018;378(1):48-59／2)Clin infect Dis. 2010;50(5):625-63／3)EAU Guidelines on Urological Infections, European Association of Urology, 2020.

4）急性細菌性前立腺炎

診断のポイント

✓**男性の尿路感染症では必ず前立腺炎を鑑別に挙げる。**

①膿尿と細菌尿から尿路感染症を想起する診断過程は腎盂腎炎と類似するが、男性の尿路感染症では常に前立腺炎を考慮する必要がある。

②前立腺炎は全身症状に加え、局所の痛み（会陰部、恥骨上、直腸）、下部尿路症状（排尿困難、頻尿、尿意切迫感）がある際に疑う。

③疑った際には愛護的な直腸診を行なう（前立腺マッサージなどでは菌血症を起こすこともあるため）。直腸診では、腫大、熱感、圧痛のある前立腺を触れる（圧痛は 2/3 程度で認める）。

④必要であれば性感染症の鑑別に尿道分泌物の確認も行なう。

⑤急性前立腺炎の約 10%に慢性前立腺炎を合併する。

治療のポイント

✓**抗菌薬選択の際は前立腺への移行性も考えて薬剤を選択する。**

①菌血症や敗血症を伴うことも多く、また前立腺への移行性も考慮し、初期治療は経静脈的治療が望ましい。

②炎症により移行性が上がるため、**βラクタム**でも経静脈的治療を行なう場合は移行性に問題はない。

③ ESBL 産生菌の検出率が高い施設での初期治療には、**セフメタゾール**の使用を考慮する。

④経口薬は前立腺への移行性を考え**フルオロキノロン**や **ST 合剤**が選択肢となるが、**フルオロキノロン**は大腸菌への薬剤耐性の懸念がある。

⑤臨床経過が悪い場合には膿瘍形成を画像検査で行なう。

原因微生物	初期治療
Escherichia coli (50～80%) *Proteus mirabilis* *Klebsiella* *Serratia* *Pseudomonas aeruginosa* ［性感染症のリスクが高い場合］ *Nisseria gonorrhoeae* *Chlamydia trachomatis*	［原則入院で加療］ ①**セフメタゾール**：1 g/回（6 時間毎静注） ②**セフトリアキソン**：1～2 g/回（24 時間毎静注） ［入院できない場合（通院は可能）］ ①**セフトリアキソン**：1～2 g/回（24 時間毎静注） ②**アミカシン**：15 mg/kg/回（24 時間毎静注）（V-5「静注用アミノグリコシドの投与方法」［p.111］を参照） ［入院できない場合（通院も困難）］ ① **ST 合剤**：トリメトプリム量 160 mg（2 錠）/回（1 日 2 回内服） ②**シプロフロキサシン**：400 mg/回（1 日 2 回内服） ③**レボフロキサシン**：500 mg/回（1 日 1 回内服）

	[性感染症が疑われる場合] **セフトリアキソン**：1 g/回（単回静注） ＋ **アジスロマイシン**：1 g/回（単回内服）or **ドキシサイクリン**：100 mg/回（1日2回内服）

参考文献
1)N Engl J Med. 2016;374(6):562-71／2)Clin infect Dis. 2010;50(12):e1641-52／3)EAU Guidelines on Urological Infections, European Association of Urology, 2019.

4　中枢神経系感染症

1）市中発症の細菌性髄膜炎

診断のポイント

✓髄膜炎を疑ったら、除外できるまでは髄膜炎を想定して対応する。

①95％の患者で発熱、頭痛、意識障害、項部硬直のうち２つ以上が見られるとされているが、高齢者や免疫不全者では１つ以下の場合もある。

②jolt accentuation が陰性でも、必ずしも髄膜炎を除外できない。

③治療開始前に必ず血液培養２セットを採取する。

④頭蓋内圧亢進が疑われる場合（免疫不全者、中枢神経系疾患の既往、痙攣、意識障害、神経巣症状）は腰椎穿刺の前に頭部 CT を撮影する。

⑤髄液：細胞数、糖、蛋白、グラム染色、培養を提出し、血糖を測定する。

⑥髄液所見：細胞数↑、多核球＞単核球、糖↓（髄液糖/血糖比 < 0.4 は特異度が高い）、蛋白↑　⇒　発症初期では「単核球優位＝ウイルス性」とは限らない。典型例にとらわれ過ぎないこと！

治療のポイント

✓髄膜炎を疑ったら、30 分以内に検査を済ませてただちに治療を開始。

①腰椎穿刺・CT に時間がかかる場合は、血液培養採取後すぐに治療開始。

②合併症のリスク低減のために抗菌薬の投与前または同時に**デキサメタゾン**を投与し、肺炎球菌ではないと判明したら中止する。

③初期治療では**セフトリアキソン**を高用量で投与し、高度耐性肺炎球菌を考慮して**バンコマイシン**を追加する※。

④高齢者、妊婦、免疫不全者には *Listeria* カバーで**アンピシリン**を追加。

⑤髄液のグラム染色、培養、薬剤感受性の結果が得られたら特異的治療へ。

⑥腰椎穿刺の再検査による経過観察は効果が不十分な場合に行なう。

※日本国内ではペニシリン低感受性肺炎球菌の分離頻度が高いため、初期治療に**バンコマイシン**を入れる。**カルバペネム**の感受性が優れているわけではないため、**セフトリアキソン**を使用する。

原因微生物	初期治療
[頻度が高いもの] *Streptococcus pneumoniae* *Haemophilus influenzae* *Listeria monocytogenes* （50 歳以上、妊婦、乳児、免疫不全者、透析患者） *Streptococcus agalactiae* （Group B *Streptococcus*） （新生児、高齢者） [まれだが起こりうるもの] *Neisseria meningitidis*（日本での報告は少ないが、重症化するので注意） *Staphylococcus aureus* （MSSA）（菌血症に併発）	[細菌性髄膜炎（特に肺炎球菌とインフルエンザ桿菌）] 抗菌薬の投与前または同時に **デキサメタゾン**：10 mg/回（6 時間毎静注、4 日間）※ ＋ **セフトリアキソン**：2 g/回（12 時間毎静注） ＋**バンコマイシン**：V-4「静注用バンコマイシンの投与方法」（p.110）を参照 ※投与後、原因微生物が肺炎球菌以外と判明した場合はデキサメタゾンを終了する（*H. influenzae* で聴覚障害ある場合、継続考慮）。

	[*Listeria* 感染のリスクがある場合] 上記に加え **アンピシリン**：2 g/回（4 時間毎静注） [ヘルペス脳炎を疑う場合]：意識障害、人格変化、幻臭などの側頭葉症状 **アシクロビル**：10 mg/kg/回（8 時間毎静注）

参考文献
1)N Engl J Med. 2004;351(18):1849-59／2)Clin Infect Dis. 2004;39(9):1267-84／3)Clin Microbiol Infect 2016;22:S37-62／4) 厚生労働省. 院内感染対策サーベイランス事業. 外来検体 (2019年).

2）院内発症の細菌性髄膜炎・脳室炎

診断のポイント

✓**症状、身体所見、髄液検査所見が軽微なこともあり、リスクのある患者には積極的に疑う。**

①デバイス留置中、脳神経外科術後、頭部外傷後で発熱、頭痛、痙攣、意識変容、髄液刺激兆候、デバイス挿入部の炎症所見があれば、髄膜炎・脳室炎を疑う。

②髄液培養（シャントが挿入されている場合はシャント部から）、血液培養、抜去されたデバイスの培養を提出する。

③人工物感染では *Propionibacterium acnes* を疑い、髄液培養の期間を10日間以上にする。

④膿瘍、脳室炎、水頭症などを頭部画像（造影 MRI など）で評価する。

⑤脳室–腹腔シャントの場合は腹腔内の異常（腹膜炎など）も検索する。

治療のポイント

✓**デバイスを抜去し、原因微生物を念頭に初期治療を選択する。**

①市中発症とは原因微生物が異なるため、初期治療の選択が異なる。

②デバイス（シャントやドレーン）を抜去する（除去の間に頭蓋内圧の管理を必要とするシャント依存性の患者では、脳神経外科医と external ventricular drain の必要性について協議する）。

③髄液培養を繰り返し培養の陰性化を確認する。

④静注抗菌薬の効果が不良である場合は脳室内抗菌薬投与を考慮する。

⑤原因微生物で髄液培養陰性化からシャント再挿入までの期間が異なる。

⑥頭蓋底骨折や髄液漏のある患者には肺炎球菌ワクチンを接種する。

原因微生物	初期治療
Coagulase-negative staphylococci（CNS） *Staphylococcus aureus* *Propionibacterium acnes* Gram-negative bacilli	[原因菌が判明するまで] **バンコマイシン**：V-4「静注用バンコマイシンの投与方法」（p.110）を参照 ＋ **セフェピム**：2 g/回（8 時間毎静注）or **セフタジジム**：2 g/回（8 時間毎静注） [β ラクタムアレルギーの場合] 代替薬として **バンコマイシン**：V-4「静注用バンコマイシンの投与方法」（p.110）を参照 ＋ **シプロフロキサシン**：400 mg/回（8～12 時間毎静注）or **アズトレオナム**：2 g/回（6～8 時間毎静注） ⇒原因微生物の薬剤感受性結果をもとに抗菌薬を適正化し、最終髄液培養陽性日から合計 10～14 日間の治療を行なう。

参考文献
1）N Engl J Med. 2010;362(2):146-54／2）IDSA Clinical Practice Guidelines for Healthcare-associated Ventriculitis and Meningitis, 2017.

5 血流・血管内感染症

1）感染性心内膜炎

診断のポイント

✓**感染性心内膜炎を「疑う」ことが重要。**

①心内膜炎を疑ったら、3セット以上の血液培養をそれぞれ別の部位から採取する（持続性菌血症を証明するため、可能な限り最初と最後のセットは1時間以上あける）。

②経胸壁心エコー⇒経食道エコーで疣贅の有無を確認する。

③診断に際しては、修正Duke基準（p.70表）を参考にする。

治療のポイント

✓**抗菌薬開始後も、日々の身体所見やバイタルサインのフォローを行なう。**

①治療開始48〜72時間後に血液培養を最低2セット提出し、その後血液培養が陰性化するまで、24〜48時間毎に採取を繰り返す。

②必ず静注で血液培養陰性化から4〜6週間の抗菌薬治療を行なう。

③心臓合併症の所見を観察する。心不全、弁輪部膿瘍や仮性動脈瘤の形成、房室伝導障害の出現、適切な抗菌薬開始後も塞栓症が生じる、または疣腫が増大する場合などには手術を考慮する。

④診療に際しては循環器内科や心臓血管外科など他科と密に連携する。

原因微生物	治療
Viridans group streptococci（30〜40%） Other streptococcal species（15〜25%） *Enterococcus faecalis*（5〜18%） *Staphylococcus*（20〜35%） ＊先進国では*Staphylococcus aureus*が最多の原因菌 [まれな原因] グラム陰性桿菌（HACEK group など）（2〜3%） 酵母様真菌（*Candida* など）（1〜2%）	**《通常亜急性の経過をとるもの》** [Viridans group streptococci] **ペニシリンG**：400〜500万単位/回（4時間毎静注、2,400〜3,000万単位/日）or **アンピシリン**：2g/回（4時間毎静注）or **セフトリアキソン**：2g/回（24時間毎静注） ＋ **ゲンタマイシン**：1mg/kg/回（8時間毎静注、初期2週間） MICによる治療内容の調整は成書を参照。 [*Enterococcus faecalis*] **ゲンタマイシン**（GM）の高度耐性を確認する。 1）GM高度耐性でない場合 **アンピシリン**：2g/回（4時間毎静注）＋ **ゲンタマイシン**：1mg/kg/回（8時間毎静注） 2）GM高度耐性 or GM高度耐性ではないが腎障害のためGM使用しづらい場合 **アンピシリン**：2g/回（4時間毎静注）＋ **セフトリアキソン**：2g/回（12時間毎静注） [HACEK group] **セフトリアキソン**：2g/回（24時間毎静注）

	《通常急性の経過をとるもの》 [MSSA] **セファゾリン**：2 g/回（8 時間毎静注） セファゾリンは中枢神経移行が乏しく、MSSA による中枢病変を伴う場合 **セフトリアキソン**：2 g/回（12 時間毎静注） [MRSA] **バンコマイシン**：V-4「静注用バンコマイシンの投与方法」（p.110）を参照 ⇒人工弁の場合はリファンピシンやゲンタマイシンを追加。 [β-hemolytic streptococci] 上記［Viridans group streptococci］の項目参照

参考文献
Circulation. 2015;132:1435-86.

感染性心内膜炎診断のための修正 Duke 基準

<table>
<tr><th>大項目（major criteria）</th></tr>
<tr><td>1. 血液培養陽性：以下のいずれかを満たす。
①典型的病原体が異なる 2 回の血液培養で陽性。
Viridans group streptococci、Streptococcus gallolyticus group、HACEK group、Staphylococcus aureus；or community-acquired enterococci（primary focus なし）
②感染性心内膜炎を起こす原因菌が血液培養で持続して陽性となる。
◆ 12 時間以上あけて採取した血液培養が少なくとも 2 回陽性
◆ 3 セットすべて、あるいは 4 セット以上の大部分が陽性（最初と最後のサンプルの採取時間は少なくとも 1 時間あいている）。
③ Coxiella burnetii の血液培養 1 回陽性か、antiphase I IgG titer>1：800。
2. 心内膜病変の証拠
①新しい心雑音（心雑音の変化や増悪だけでは不充分）
②心臓超音波検査での陽性所見（疣贅、膿瘍形成、人工弁の新たな部分的離開）</td></tr>
<tr><th>小項目（minor criteria）</th></tr>
<tr><td>1. 心内膜炎の素因となる心臓異常（心疾患や IV drug use などのリスクファクター）
2. 38℃以上の発熱
3. 血管性病変
動脈塞栓、感染性肺梗塞、感染性動脈瘤、頭蓋内出血、Janeway lesion（手掌、指腹、足底の塞栓による点状出血）
4. 免疫学的病変
リウマチ因子陽性、糸球体腎炎、Osler 結節、Roth 斑
5. 心エコー陽性であるが大項目を満たさないもの。
6. 微生物学的所見
①血液培養陽性だが大項目を満たさないもの。
②抗体価検査で IE を起こしうる病原体の急性感染の証拠あり。</td></tr>
<tr><th>診断の方法</th></tr>
<tr><td>1. 確定診断（definite diagnosis）
◆ 2 major
◆ 1 major＋3 minor
◆ 5 minor
2. 感染性心内膜炎の可能性（possible diagnosis）
◆ 3 minor
◆ 1 major＋1 minor</td></tr>
</table>

(Clin infect Dis. 2000; 30(4): 633-8. より引用改変)

2）カテーテル関連血流感染症（CRBSI）

診断のポイント
✓**「血管内カテーテル」の存在に加え、他の感染症の「除外診断」が重要。**
①重要：カテーテル刺入部とその付近に感染徴候がある場合、あるいはカテーテル留置患者が発熱した場合には、必ず本疾患を鑑別に入れる。
②血液培養を必ず2セット採取する。中心静脈カテーテルが挿入されている場合は、1セットは末梢血で、1セットはカテーテル血で採取し、カテーテル血が末梢血よりも2時間以上早く陽性化すれば、カテーテル関連血流感染症と診断できる。

治療のポイント
✓**抗菌薬の静注＋カテーテル抜去が原則！**
①カテーテル関連血流感染症は「すべて」治療の適応である⇒抗菌薬治療を怠ると、感染性心内膜炎、膿瘍、骨髄炎、眼内炎などのきわめて重篤な合併症を起こすことがある。
②カテーテル関連血流感染症の治療では、原則カテーテルを抜去する。
③原因菌が判明したら抗菌薬の de-escalation を積極的に行なう。

原因微生物	初期治療
Coagulase-negative staphylococcci（CNS） *Staphylococcus aureus*（MSSA、MRSA） *Enterococcus* *Escherichia coli* *Klebsiella* *Enterobacter* *Pseudomonas aeruginosa* *Candida* （*Candida* 感染のリスクファクター：中心静脈栄養、広域抗菌薬の長期使用、血液悪性腫瘍、骨髄移植、固形臓器移植、鼠径部中心静脈点滴、複数箇所の *Candida* 保菌）	［患者の状態が敗血症的でカテーテル感染が疑われる場合］ **バンコマイシン**：V-4「静注用バンコマイシンの投与方法」（p.110）を参照＋**セフェピム**：1 g/回（8時間毎静注） セフェピムは一例であり、グラム陰性菌の経験的治療は必ず自施設のアンチバイオグラムを参照して選択すること。 ［臨床的に *Candida* 血症を疑う場合 or 血液培養で酵母が検出された場合］ ①**ミカファンギン**：100 mg/回（24時間毎静注） ②**カスポファンギン**：初日 70 mg/回、2日目以降 50 mg/回（24時間毎静注） ［血液培養から黄色ブドウ球菌または *Candida* が検出された場合］ いずれもマネジメント・バンドル（p.30、32）が作成されており、遵守することにより死亡率の低下が期待できる。

参考文献
1)Clin Infect Dis 2009;49(1):1-45／2)Infect Dis Clin North Am 2018;32(4):765-87.

Ⅳ 5 血流・血管内感染症

6　腹腔内感染症

1）市中発症の急性胆嚢炎

診断のポイント
✓**右上腹部痛、画像所見で診断。胆道系酵素上昇時は胆管炎合併を検索。** ①（1）局所所見（Murphy 徴候、右上腹部痛）、（2）全身の炎症所見（発熱、炎症反応上昇）、（3）画像所見の 3 点で診断する。 ②画像検査はまず超音波検査を行ない、胆石の有無（原因の最多）、胆嚢の緊満、壁肥厚やエコー下での Murphy 徴候を評価。CT の胆石描出・胆嚢壁の評価は超音波検査に劣るが、穿孔や胆道系全体の評価に有用。 ③肝胆道系酵素は基準値内～軽度上昇が多く、高度に上昇していれば Mirizzi 症候群や総胆管結石合併、穿孔性胆嚢炎を考える。 ④血圧低下、意識障害、臓器障害（呼吸器系、腎機能、凝固系）のいずれかがあれば重症と判定する。

治療のポイント
✓**急性胆嚢炎の治療の第一選択は手術、難しければ胆嚢ドレナージ。** ①入院のうえ、絶食、補液、抗菌薬投与（血液培養 2 セット採取後）、鎮痛薬投与を速やかに開始する。 ②ソースコントロールが治療のメイン。基本は早期の腹腔鏡下胆嚢摘出術（72 時間以内）で、重症例や手術リスクが高い場合は胆嚢ドレナージ術。ドレナージのみでは再発率が高く、改善後に手術を検討。 ③初期治療は、腸内細菌科を主なターゲットとし、重症でなければ**セフメタゾール**や**セフトリアキソン**を選択する。**アンピシリン/スルバクタム**は、自施設のアンチバイオグラムで大腸菌の感受性率が 80%以下だと使用しづらい。 ④腸球菌や緑膿菌のカバーは、血液培養で検出された場合や重症度が高い場合に必要だが、ルーチンでは不要。 ⑤血液培養や胆汁培養から抗菌薬を適正化する。

原因微生物	初期治療
Escherichia coli *Klebsiella* *Enterobacter* *Enterococcus* （過去に胆道系の手術・処置があれば嫌気性菌を加える）	[軽症～中等症例] ①**セフメタゾール**：1 g/回（6 時間毎静注） ②**セフトリアキソン**：1～2 g/回（24 時間毎静注） ⇒早期胆嚢摘出術を見送り、抗菌薬で改善した場合も再発予防のために将来的には胆嚢摘出術を行なう。 ⇒抗菌薬で改善しない場合にはソースコントロールのためのドレナージが必要。 [重症例] ①**ピペラシリン/タゾバクタム**：4.5 g/回（6 時間毎静注） ②**セフェピム**：1 g/回（8 時間毎静注）＋**メトロニダゾール**：500 mg/回（8 時間毎静注） 緊急胆嚢ドレナージ術を施行。

参考文献
J Hepatobiliary Pancreat Sci.2018;25(1):3-16, 41-54.

2）市中発症の急性胆管炎

診断のポイント
✓**胆管閉塞（総胆管結石や悪性腫瘍など）の有無、胆管炎の原因となる背景の検索をする。** ①（1）発熱・炎症反応、（2）黄疸や肝胆道系酵素上昇などの胆汁うっ滞所見、（3）画像検査の 3 点で総合的に診断する。 ②菌血症を伴うことが多く、治療前に必ず血液培養 2 セットを採取。 ③血圧低下、意識障害、臓器障害（呼吸器系、腎機能、凝固系）のいずれかがあれば重症と判定する。 ④急性膵炎の合併がないか採血（膵酵素）や画像検査で確認する。

治療のポイント
✓**原則胆管ドレナージが必要。** ①入院のうえ、絶食、補液、抗菌薬投与（血液培養 2 セット採取後）、鎮痛薬投与を速やかに開始する。 ②原則ドレナージを行なう。軽症で総胆管結石が腸管に自然に落石した場合などは、保存的加療も可。 ③血液培養や胆汁培養から抗菌薬を適正化。 ④胆嚢結石がある場合は、胆管炎改善後、待機的に胆嚢摘出術を行なう。 ⑤肝膿瘍や化膿性門脈血栓症（門脈炎）の合併に注意する。

原因微生物	初期治療
Escherichia coli *Klebsiella* *Enterobacter* *Enterococcus* （過去に胆道系の手術・処置があれば嫌気性菌を加える）	[軽症～中等症例] ①**セフメタゾール**：1 g/回（6 時間毎静注） ②**セフトリアキソン**：1～2 g/回（24 時間毎静注） 早期胆管ドレナージを考慮。 [重症例] ①**ピペラシリン/タゾバクタム**：4.5 g/回（6 時間毎静注） ②**セフェピム**：1 g/回（8 時間毎静注）＋**メトロニダゾール**：500 mg/回（8 時間毎静注） 緊急胆管ドレナージ術を施行。

参考文献

J Hepatobiliary Pancreat Sci.2018;25(1):3-16, 41-54.

3）胆道感染症（院内発症、医療機関への曝露が濃厚、胆道系のデバイスが存在する場合）

診断のポイント

✓**逆行性胆管炎では胆道系酵素上昇や腹痛などの所見が乏しいことがある。**

①胆道系の悪性腫瘍、Oddi 括約筋の機能不全を起こす胆道処置（膵頭十二指腸切除術や胆管ステント留置）や腸閉塞（消化管内圧の亢進）は、胆管炎のリスクを上げる。

②市中感染に比べ、*Enterobacter* などの耐性傾向のあるグラム陰性桿菌や嫌気性菌の割合が高く、複数菌感染となることも多い。

③治療開始前に必ず血液培養 2 セットを採取する。

④胆管閉塞所見のない（胆管空腸吻合後などで見られる）逆行性胆管炎では、胆道系酵素上昇や腹痛などの所見が乏しいことがある。他の感染症の否定や血液培養（胆管炎に矛盾しない菌が検出される）などで、除外的・総合的に診断する。

治療のポイント

✓**原則ドレナージが必要。**

①原則胆管ドレナージを行なう。デバイスがある場合は、交換・追加の必要性を検討する。軽症かつ胆管の閉塞や拡張などドレナージが必要な病変がない場合は、まずは保存的治療を試みてもよい。

②過去の胆汁培養から耐性菌（ESBL 産生菌、AmpC 過剰産生菌、緑膿菌など）が検出されている場合の初期治療では、それらをカバーできる抗菌薬を使う。

③胆管空腸吻合後やデバイスによる腸液逆流のリスクがある場合は嫌気性菌カバーも行なう。

④初期からの腸球菌カバーは不要。ただし、胆汁・血液培養で連鎖状グラム陽性球菌陽性例、重症、免疫不全の症例では腸球菌のカバーを検討する。

⑤血液培養、胆汁培養の結果から、de-escalation に努める。

⑥抗菌薬の反応が悪い場合は、画像検査でドレナージ不良や肝膿瘍・化膿性門脈血栓症（門脈炎）がないか調べる。

原因微生物	初期治療
Escherichia coli *Klebsiella* *Enterobacter* *Citrobacter* *Pseudomonas aeruginosa* *Acinetobacter*	①**ピペラシリン/タゾバクタム**:4.5 g/回（6 時間毎静注） ②**セフェピム**：1 g/回（8 時間毎静注）＋**メトロニダゾール**：500 mg/回（8 時間毎静注）
Bacteroides *Enterococcus*	[腸球菌（*Enterococcus faecium* まで）のカバーをする場合] 上記に併用して **バンコマイシン**：V-4「静注用バンコマイシンの投与方法」（p.110）を参照 胆管ドレナージ術を施行。

参考文献
J Hepatobiliary Pancreat Sci.2018;25(1):3-16, 41-54.

4）特発性細菌性腹膜炎

診断のポイント
✓**腹部症状が乏しいことがあり、腹水貯留患者（特に肝硬変）の発熱では積極的に疑う。** ①肝硬変による腹水貯留患者に多い。 ②発熱や腹痛がないこともある。肝硬変患者で肝性脳症や腹水増加などの非特異的な状態悪化があれば、積極的に特発性細菌性腹膜炎を疑う。 ③腹水細胞数（分画）では、好中球数＞250 cells/mm^3 となることが多い。腹水生化学で（1）総蛋白＞1 g/dL、(2) LDH＞血清 LDH の正常上限、(3) 腹水中の糖＜50 mg/dL のうち、2 つ以上を満たす場合は二次性腹膜炎を疑う。 ④腹水培養の感度は約 50％で、血培ボトルを用いると感度は約 80％まで改善する（ボトル 1 本当たり 10 mL 注入）。単一菌感染が多く、複数菌では二次性腹膜炎を疑う。 ⑤腹痛が強い場合や腹水の性状で二次性腹膜炎を疑う場合には、造影 CT を行なう。 ⑥菌血症の頻度が高いため、抗菌薬開始前に血液培養 2 セットを必ず採取。

治療のポイント
✓**肝硬変患者で特発性細菌性腹膜炎を疑ったら、血液・腹水培養採取後速やかに抗菌薬を開始。** ①好中球数＜250 cells/mm^3 だけで除外はできない。腹水が貯留している患者の発熱でほかに感染フォーカスがない場合、血液・腹水培養採取後に特発性細菌性腹膜炎に準じた治療を検討する。 ②治療経過が思わしくない場合、抗菌薬開始から 48 時間後に再度腹水検査を行なう（ルーチンでの腹水検査のフォローは不要）。腹水中の好中球数が診断時から 25％以上低下していない場合は耐性菌あるいは二次性腹膜炎を考慮する。

原因微生物	初期治療
Escherichia coli *Klebsiella pneumoniae* *Streptococcus pneumoniae* Other streptococcal species	原則入院で加療する。 **セフトリアキソン**:2 g/回（24 時間毎静注）

参考文献
1) Am J Gastroenterol.1990;85(12):1605-8／2) Gastroenterology. 1990;98(1):127-33／3) Hepatology. 2013;57(4):1651-3.

5）二次性腹膜炎：上部消化管（トライツ靱帯まで）

診断のポイント

✓**腹膜刺激徴候を伴う腹痛では直ちに CT 検査を。**

①胃十二指腸潰瘍による穿孔が多い。まれに外傷による特発性胃破裂や未診断の胃癌穿孔がある。

②突然発症の持続痛、腹膜刺激徴候があれば速やかに造影 CT を行ない、外科医にコンサルト。

③抗菌薬開始前に血液培養 2 セットを採取。

④可能な限り術中に腹水培養を提出。

⑤口腔内レンサ球菌や口腔内嫌気性菌、腸内細菌科など複数菌が原因。

治療のポイント

✓**外科的ドレナージが治療の原則。**

①原則は外科的ドレナージ（手術）が必要。

②基礎疾患のない非高齢者の限局性腹膜炎では、胃管による減圧や抗菌薬、プロトンポンプ阻害薬による保存的治療を行なうことがある。ただし、24 時間以内に軽快しない場合は手術が必要となるため、治療方針決定は外科医の判断が必須。

③大腸菌の**アンピシリン/スルバクタム**の感受性率が低い施設では、市中発症の軽症例には**セフメタゾール**を選択する。

④重症例や医療曝露歴がある場合は、*Enterobacter*、*Pseudomonas*、*Bacteroides* などのカバーも行なう。

⑤血液培養・腹水培養の結果に従い、可能な限り de-escalation を行なう。

⑥腸球菌や *Candida* を認めてもルーチンでの治療は不要。ただし、免疫不全患者、院内発症の重症例、二次性腹膜炎の適切な治療後も持続・再発する腹膜炎（三次性腹膜炎）ではカバーを検討する。

原因微生物	初期治療
Streptococcus *Escherichia coli* *Klebsiella* *Proteus*	[市中発症の軽症] ①**セフメタゾール**：1 g/回（6 時間毎静注） ②**アンピシリン/スルバクタム**：3 g/回（6 時間毎静注） 大腸菌のアンピシリン/スルバクタムの感受性率が低い施設ではセフメタゾールを選択する。
Enterobacter *Pseudomonas aeruginosa* *Bacteroides*	[重症・院内発症] **ピペラシリン/タゾバクタム**：4.5 g/回（6 時間毎静注）
Enterococcus *Candida*	

参考文献
1)N Engl J Med. 1989;320(15):970-3／2)Clin Infect Dis. 2010;50(2):133-64.

Ⅳ 6 腹腔内感染症

6）二次性腹膜炎：下部消化管（トライツ靭帯より下）

診断のポイント

✓**腹膜刺激徴候を伴う腹痛では速やかに造影 CT を行ない、外科医にコンサルト。**

①虫垂炎、腸管虚血、憩室炎、腫瘍、外傷などによる穿孔、術後の縫合不全によるリークなどが原因。

②突然発症の持続痛、腹膜刺激徴候があれば速やかに造影 CT を行ない、外科医にコンサルト。

③抗菌薬開始前に血液培養 2 セットを採取。

④可能な限り術中に腹水培養を提出。

⑤消化管内の腸内細菌科や嫌気性菌（*Bacteroides* など）による複数菌感染症。

治療のポイント

✓**外科的ドレナージが必須。**

①早急に外科的ドレナージを行なう（上部消化管と違い保存的加療は困難）。

②市中発症の軽症例では、腸内細菌科や *Bacteroides* などの嫌気性菌のカバーのため**セフメタゾール**を選択する。

③重症例や医療曝露歴がある場合は、*Enterobacter*、*Pseudomonas* などのカバーも行なう。

④血液培養・腹水培養の結果に従い、可能な限り de-escalation を行なう。

⑤腸球菌や *Candida* を認めてもルーチンでの治療は不要。ただし、免疫不全患者、院内発症の重症例、二次性腹膜炎の適切な治療後も持続・再発する腹膜炎（三次性腹膜炎）ではカバーを検討する。

原因微生物	初期治療
Escherichia coli *Klebsiella* *Proteus* *Bacteroides* *Clostridium*	[市中発症の軽症] **セフメタゾール**：1 g/回（6 時間毎静注）
Enterobacter *Citrobacter* *Serratia* *Pseudomonas aeruginosa* *Enterococcus* *Candida*	[重症・院内発症] ①**ピペラシリン/タゾバクタム**：4.5 g/回（6 時間毎静注） ②**セフェピム**：1 g/回（8 時間毎静注）＋**メトロニダゾール**：500 mg/回（8 時間毎静注）

参考文献
Clin Infect Dis. 2010;50(2):133-64.

Ⅳ 6 腹腔内感染症

7　下痢症

1）市中発症の下痢症

診断のポイント

✓**下痢＝感染性胃腸炎ではない。「感染性胃腸炎」は除外診断と心得る。**

①海外渡航歴（IV-10-2）「渡航歴のある患者の下痢症」[p.96] を参照)、食事歴、周囲の流行状況、抗菌薬使用歴、症状（発熱、腹痛、渋り腹、嘔吐、便の性状や回数など)、免疫不全の有無などを確認する。

②小腸型（水様便多量、心窩部〜臍周囲の軽度の腹痛、嘔吐、微熱）か、大腸型（血便、下腹部痛、渋り腹、高熱）かを考える。小腸型はウイルス性が多く、大腸型は細菌性が多い。なお、腸管外の腹腔内臓器の炎症（腎盂腎炎など）や全身疾患（非感染症を含む）の症状として下痢を起こす場合もある。

③病歴と病型から原因微生物を想定し、細菌性の下痢症を十分に想定する場合に限って便培養を提出する。*Campylobacter* 腸炎は便のグラム染色で診断できることがある。

④抗菌薬使用歴がある場合、*Clostridioides difficile* 感染症を考慮する。IV-7-2)「院内発症の下痢症」(p.79) を参考に検査を検討する。

⑤下痢が２週間以上続く場合、腸管寄生虫症検索のために便の虫卵・虫体検査を考慮しつつ、感染症以外の疾患の可能性を検討する。

治療のポイント

✓**脱水を適切に補正する。抗菌薬が必要な症例は非常に限定的である。**

①入院の必要性は脱水の程度や全身状態によって判断する。

②ウイルス性の下痢症に抗菌薬は使用しない。

③細菌性の下痢症であっても、免疫不全のない軽症患者では抗菌薬は不要である。

④重症の下痢症で *Campylobacter* や *Salmonella*、赤痢菌を疑う場合、**アジスロマイシン**内服を考慮する。

原因微生物	初期治療
ウイルス（ノロウイルスなど） *Campylobacter* *Salmonella* 赤痢菌 *Clostridium perfringens* 病原性大腸菌	[軽症例] 経口補水液などによる水分摂取の指導、整腸剤、制吐薬などを処方する。止痢薬はできるだけ使用しない。 [重症例] 上記に加え、経静脈的補液による脱水の補正を考慮する。 *Campylobacter* や *Salmonella*、赤痢菌を疑うとき **アジスロマイシン**：500 mg/回（1 日 1 回内服）

参考文献
1)N Engl J Med. 2014;370(16):1532-40／2)Clin Infect Dis. 2017;65(12):1963-73／3) 厚生労働省 令和元年食中毒発生状況概要版 https://www.mhlw.go.jp/stf/shingi2/0000197221_00002.html

2）院内発症の下痢症

診断のポイント

✓ ***Clostridioides difficile*** **感染症（CDI）の診断は下痢＋抗原陽性に加え、トキシン産生の確認が望ましい。**

①院内発症の下痢の大半は非感染症（薬剤性、経腸栄養など）である。

②先行する抗菌薬投与がある場合や、ほかに原因がない場合、CDI の検査として、迅速診断キットで便の抗原（GDH）＋トキシンを検査する。なお、有形便の場合は原則として CDI の検査を実施しない。

③抗原（＋）、トキシン（−）の場合、トキシン B の遺伝子検査を追加し、遺伝子（＋）のみ治療対象とする。

④遺伝子検査が実施できない場合、CD を狙った便の嫌気培養（感度は高い）により菌株を用いてトキシン検査を行なうか、臨床診断により（特に重症例など）、CDI 治療の適否を決定する。

⑤一般的な便培養検査は市中発症の下痢症を対象としており、原因菌が検出される可能性が低いため、原則として提出しない。

⑥ CDI 以外にも抗菌薬関連下痢症は報告されているが、診断方法は確立されていない。

⑦ CDI の治療後に治癒確認を目的とした再検査は実施しない。

治療のポイント

✓ **CDI の場合、可能な限り原因となる抗菌薬を中止し、重症度に応じて抗菌薬を投与する。**

① CDI および抗菌薬関連下痢症の場合、可能な限り抗菌薬は中止する。

② CDI の場合、非重症なら**メトロニダゾール**内服、重症なら**バンコマイシン**内服を選択する。発熱や白血球数、腎障害などを用いる重症度分類がいくつか提唱されているが、有用性は十分ではない。経過や所見を考慮して臨床医が重症度を判断する。

③治療後 8 週間以内に再度 CDI を発症した場合、再発例として**バンコマイシン**内服で治療する。再発を 2 回以上繰り返す場合（難治例）では、**バンコマイシン**内服の高用量投与やパルス・漸減療法、**バンコマイシン**内服と**メトロニダゾール**の併用療法、**フィダキソマイシン**内服、**ベズロトクスマブ**静注を考慮することがある。これらの適応は下記（参考文献）のガイドラインも参照して検討する。

④内服ができない場合、**メトロニダゾール**を静注する。**バンコマイシン**静注は腸管内に移行しないため、使用しない。

Clostridioides difficile **感染症（CDI）の治療**

[非重症例] **メトロニダゾール**：500 mg/回（1 日 3 回内服） [重症例] **バンコマイシン**：125 mg/回（1 日 4 回内服） [再発例] **バンコマイシン**：125 mg/回（1 日 4 回内服）	[難治例] 下記（参考文献）のガイドラインを参照し個別検討する。 [内服困難例] **メトロニダゾール**：500 mg/回（8 時間毎静注）

参考文献
1)Clin Infect Dis. 2012;55(7):982-9／2)Clin Infect Dis. 2018;66(7):987-94／3) 日本化学療法学会雑誌. 2020;68(1) :1-107(*Clostridioides*(*Clostridium*) *difficile* 感染症診療ガイドライン).

8　軟部組織と骨・関節の感染症

1）蜂窩織炎

診断のポイント

✓**壊死性軟部組織感染症を見逃さない。**

①壊死性軟部組織感染症は致死的だが、初期は蜂窩織炎と見分けづらいケースがあり、特徴的な所見を必ず確認する（p.82）。

②動物咬傷、海水・淡水曝露（p.83）、慢性皮膚病変（糖尿病足、褥瘡）に合併する感染症（p.81）、好中球減少（p.91）などの特殊な状況を確認する。

③皮膚表面から検出される菌の多くは治療の必要がない常在菌であり、皮膚欠損部から深部検体が採取できる場合を除き、培養は提出しない。

④蜂窩織炎における血液培養陽性率は低いが、循環障害や悪寒戦慄を認める場合、②の特殊な状況で提出を検討。

治療のポイント

✓**原因菌の多くはレンサ球菌。抗菌薬以外の治療も重要。**

①レンサ球菌が多いが、膿瘍を伴う場合は黄色ブドウ球菌が原因菌である可能性が上がる。

②創傷、浮腫（特にリンパ浮腫）、白癬、糖尿病、肥満などの背景因子の存在は治療失敗のみならず治療後の再発と関連するので併せて対応する。患部の挙上は治癒の促進につながる。

③皮下膿瘍がある場合は切開・排膿を行なう。

④動物咬傷は見た目の印象よりも創が深い可能性があり、ゾンデや静脈内留置針の外筒などを用いて深部まで十分に洗浄する。

⑤病巣のマーキングが治療効果判定に有用。

原因微生物	初期治療
[特殊な状況がない場合] Group A *Streptococcus* *Staphylococcus aureus* (MSSA)	[入院加療の場合] ①**セファゾリン**：1～2 g/回（8 時間毎静注） ②**クリンダマイシン**：600 mg/回（8 時間毎静注） [経口治療の場合] ①**セファレキシン**：500 mg/回（1 日 4 回内服） ②**クリンダマイシン**：300 mg（1 日 4 回内服）
[動物（ヒト含む）咬傷] *Pasteurella multocida* *Capnocytophaga canimorsus* *Staphylococcus aureus* (MSSA) *Streptococcus* 嫌気性菌	[入院治療の場合] **アンピシリン/スルバクタム**：1.5～3 g/回（6 時間毎静注） [経口治療の場合] **アモキシシリン/クラブラン酸**：375 mg（1 錠）/回（1 日 3 回内服）＋**アモキシシリン**：250 mg/回（1 日 3 回内服）

参考文献
1) Clin Infect Dis. 2014; 59(2): e10-52.

2）慢性皮膚病変（糖尿病足、褥瘡）に合併する感染症

診断のポイント

✓**蜂窩織炎だけでなく、身体診察から感染の広がりを評価する。**
①皮下膿瘍：局所的な膨隆や波動が触れる場合は超音波検査で確認する。
②関節炎：関節の腫脹や、脱力した状態での全方向性の稼働痛を認める。
③筋炎、腱炎：一定方向の運動、もしくは等尺運動で疼痛が出現する。
④骨髄炎：診察のみでの判断は困難だが、骨に一致した圧痛や骨周囲組織への感染波及（例：瘻孔に入れたゾンデが届く）は疑う根拠になる。

✓**培養には無菌検体や深部組織の検体を提出する。**
①皮膚表面から検出される菌の多くは治療不要な常在菌であるため、創傷の洗浄・デブリードマン後のなるべく深部の検体を採取する。
②原因菌が多彩であり、特定するために血液培養を原則提出する。

治療のポイント

✓**受傷の状況や重症度に応じて初期治療を決める。**
①レンサ球菌やMSSAが感染の主体だが、肛門付近や時間が経った病変の場合は腸内細菌科や嫌気性菌を、湿潤環境にあれば緑膿菌を考慮する。
②軽症～中等症の場合は狭域抗菌薬から開始し、改善が乏しい場合にはescalationを検討する。
③耐性傾向のある微生物の検出がない場合は積極的にde-escalation。

✓**抗菌薬だけでなく、感染巣の除去や背景疾患の治療が重要。**
①デブリードマンが不十分だと抗菌薬が適切でも治癒が得られにくい。
②糖尿病足感染の場合は血糖管理や血流障害などの治療も重要。
③褥瘡感染の場合は十分な免圧を行なうことが重要。

原因微生物	初期治療
Streptococcus *Staphylococcus aureus* (MSSA、MRSA) 腸内細菌科 嫌気性菌 *Pseudomonas aeruginosa* *Enterococcus*	[軽症～中等症例] 番号順に狭域から広域 ①**セファゾリン**：1～2 g/回（8時間毎静注） ②**アンピシリン/スルバクタム**：1.5～3 g/回（6時間毎静注） ③**セフトリアキソン**：2 g/回（24時間毎静注） ＋ **クリンダマイシン**：600 mg/回（8時間毎静注）or **メトロニダゾール**：500 mg/回（8時間毎静注） [重症：壊死性軟部組織感染症の可能性も考慮] **ピペラシリン/タゾバクタム**：4.5 g/回（6時間毎静注） MRSAのカバーが必要な場合は上記に併用して **バンコマイシン**：V-4「静注用バンコマイシンの投与方法」（p.110）を参照

参考文献
1)Clin Infect Dis. 2012; 54(12): e132-73／2)Clin Infect Dis. 2002; 35(11): 1390-6.

3) 壊死性軟部組織感染症

診断のポイント

✓循環障害、壊死所見を伴う軟部組織感染は緊急。
①循環障害：血圧低下、頻脈、アシドーシス、頻呼吸、意識障害
②壊死所見：皮膚の壊死や水疱、握雪感、灰色の滲出液、斑状出血
③急速進行性の経過や、発赤範囲を越える圧痛も特徴的。
✓以下のピットフォールに注意。
①痛みのみで皮膚所見に乏しいことがある。
②発熱を呈さないことがある。
③画像検査で特異的な所見（気腫など）を認めないことがある。
✓血液培養と深部の組織培養を必ず提出する。
①病巣の穿刺吸引液のグラム染色が早期の原因菌推定に役立つ。
②表面組織の培養は原因微生物を反映しない可能性があるため、可能な限り深部の組織検体を培養に提出する。

治療のポイント

✓外科的緊急疾患であり、感染巣の除去が非常に重要。
①致死的疾患であり、迅速な外科的処置と抗菌薬開始が求められる。
②軟部組織感染症を扱う外科医に連絡し、外科的処置（切開やデブリードマン、場合によっては切断など）を相談。
✓速やかに広域抗菌薬を開始する。
①エンピリックにはβ溶連菌、MRSAに加え腸内細菌科、嫌気性菌もカバーする。
②原因菌の推定が困難な場合、躊躇せず広域抗菌薬を開始する。

原因微生物	初期治療
β-hemolytic streptococci *Staphylococcus aureus*（MSSA、MRSA） *Clostridium perfringens* 複数の腸内細菌（による混合感染）	[原因菌不明の場合] **メロペネム**：1 g/回（8時間毎静注）で開始。 医療関連の場合は以下を併用。 **バンコマイシン**：V-4「静注用バンコマイシンの投与方法」（p.110）を参照 Group A *Streptococcus* のトキシン抑制目的であれば以下を併用。 **クリンダマイシン**：600 mg/回（8時間毎静注） [Group A *Streptococcus* による重症例（*Clostridium perfringens* も同様）] **ペニシリンG**：400万単位/回（4時間毎静注）or **アンピシリン**：2 g/回（4時間毎静注） ＋ **クリンダマイシン**：600 mg/回（8時間毎静注）

	[混合菌感染（腸内細菌によるものが多い）] 培養結果に基づき抗菌薬を変更。
[特定の曝露を伴うもの] *Vibrio vulnificus*（肝臓疾患患者に多く、牡蠣生食などの海産物や海水への曝露あり） *Aeromonas hydrophila*（免疫不全者に多く、淡水への曝露後に発症したもの）	[*Vibrio vulnificus*] **セフタジジム**：2 g/回（8 時間毎静注）＋ **ミノサイクリン**：100 mg/回（12 時間毎静注） [*Aeromonas hydrophila*] **シプロフロキサシン**：400 mg/回（8 時間毎静注）

参考文献
1) Clin Infect Dis. 2014; 59(2): e10-52／2) N Engl J Med 2017; 377: 2253-65.

4）化膿性関節炎

診断のポイント
✓治療が遅れると関節破壊が進行し、関節の機能的予後に直結する緊急疾患。 ①疑った場合には可及的速やかに関節穿刺を行ない、以下を確認。 ・白血球数 >50,000/μL（感度 62%、特異度 92%）：分画も含める。 ⇒人工関節関連：白血球数 >1,700/μL（感度 94%、特異度 88%） ・グラム染色（感度 29～65%）、培養（感度 75～95%） ・偏光顕微鏡（結晶検査：結晶が見えても化膿性関節炎の合併に注意） ②必ず血液培養 2 セットを提出する（25～70%で陽性）。 ③血行性の単関節炎が多く、グラム陽性球菌、特に黄色ブドウ球菌が約半数を占める。また、免疫不全がある場合、グラム陰性桿菌も考慮。 ④ STD リスクのある患者では淋菌を疑い、尿道口・子宮頸部・肛門部培養（関節液・尿・膣分泌物 PCR も検討）を提出。

治療のポイント
✓抗菌薬に加えてドレナージが重要。 ①関節穿刺による関節ドレナージを繰り返す必要がある。 ②抗菌薬は、関節穿刺後にグラム染色結果に基づいて投与する。 ③外科的ドレナージを考慮する場合：抗菌薬の効果が見られない、人工関節、位置的に穿刺困難、グラム陰性桿菌による関節炎。

原因微生物	初期治療
[グラム陽性球菌] *Staphylococcus aureus* *Streptococcus* [免疫不全あり] グラム陰性桿菌 [STD リスクあり] *Neisseria gonorrhoeae* （淋菌）	[グラム陽性球菌（ブドウ状）] **セファゾリン**：2 g/回（8 時間毎静注） MRSA のリスクがある場合は上記に併用して **バンコマイシン**：V-4「静注用バンコマイシンの投与方法」（p.110）を参照 [グラム陽性球菌（連鎖状）] ①**ペニシリン G**：200 万単位/回（4 時間毎静注） ②**アンピシリン**：2 g/回（6 時間毎静注） [グラム陰性桿菌（腸内細菌科様）] or [グラム陰性双球菌（淋菌様）] **セフトリアキソン**:2 g/回（24 時間毎静注） [グラム陰性桿菌（緑膿菌様）] **セフェピム**：2 g/回（12 時間毎静注） [グラム染色で菌体を認めない場合] **バンコマイシン**：V-4「静注用バンコマイシンの投与方法」（p.110）を参照＋**セフトリアキソン**：2 g/回（24 時間毎静注）

参考文献
1)Mandell, Douglas, and Bennett's Principle and Practice of Infectious Diseases(9th ed), Elsevier, 2019／2)Am J Med. 2004;117(8): 556-62／3)Reumatology(Oxford). 2006;45(8):1039-41／4)JAMA. 2007. 2007;297(13):1478-88／5)Acad Emerg Med. 2011;18(8):781-96.

5）骨髄炎

診断のポイント

✓**整形外科にコンサルトを行ない、可能な限り原因菌の同定を優先。**

①経過や腐骨の有無から「急性」「慢性」に、感染経路から「血行性」「直接波及性」に大別される。

②成人では、「血行性」は椎体椎間板炎（特に腰椎）、「直接波及性」は外傷（開放骨折など）、褥瘡、糖尿病性足感染に続発する骨髄炎が多い。

③原因菌は黄色ブドウ球菌の頻度が高く、「血行性」では単一菌、「直接波及性」ではグラム陰性桿菌や嫌気性菌との混合感染のことも多い。

④病変部位周囲の疼痛のみの場合も多く、発熱を認めるのは 3～6 割程度。

⑤症状、画像、培養検査、時には組織病理を複合的にみて診断。

- MRI：感度良好だが病初期では所見出ないことあり注意。
- 必ず血液培養 2 セット提出（血行性の約 50%で陽性）。
- 骨生検を積極的に考慮（組織培養も提出：好気・嫌気、真菌、抗酸菌）。
- 創表層のスワブ培養は表在菌の混入も多く結果の解釈に注意。

治療のポイント

✓**治療は長期に及ぶため、安易な経験的治療は避ける。**

①可能な限り原因菌を同定してから抗菌薬を開始。

②菌血症が疑われるなど緊急性を要する場合は速やかに培養検体を採取し、患者背景に基づき経験的治療を開始する。

③慢性骨髄炎で腐骨形成がある場合は抗菌薬治療に加えて外科的処置も考慮。

④治療効果判定の指標として血沈や CRP が参考になる。

原因微生物	初期治療
[頻度が高いもの] *Staphylococcus aureus* [時に検出されるもの] Coagulase-negative staphylococci（CNS） *Streptococcus* *Enterococcus* 腸内細菌科 *Pseudomonas aeruginosa* 嫌気性菌 [まれなもの] *Mycobacterium tuberculosis* *Candida*	**《原因菌判明前》** [血行性：全身状態安定の場合] **セファゾリン**：2 g/回（8 時間毎静注） [血行性：血行動態不安定の場合] **バンコマイシン**：V-4「静注用バンコマイシンの投与方法」（p.110）を参照＋**セフトリアキソン**：2 g/回（24 時間毎静注） [直接波及性] IV-8-2)「慢性皮膚病変（糖尿病足、褥瘡）に合併する感染症」の初期治療（p.81）を参照。 **《原因菌判明後》** III-1「de-escalation」（p.18 **表**）を参照。

参考文献
1)Mandell, Douglas, and Bennett's Principle and Practice of Infectious Diseases(9th ed), Elsevier, 2019／2)Diabetes Metab Res Rev. 2020:36 Suppl 1:e3281／3)Clin infect Dis. 2015;61(6):e26-46／4)N Engl J Med. 2010;362(11):1022-9／5)Lancet. 2004;364(9431):369-79.

9　感染症症候群

1）敗血症のマネジメント・バンドル

【敗血症、敗血症性ショックの定義と診断基準（Sepsis-3[1)]）】

1 敗血症

- 定義：感染による制御不能な宿主反応によって引き起こされる生命を脅かす臓器障害。
- 診断基準：

> 感染症の存在を疑う患者のうち、
> 非 ICU 患者：quick SOFA score 2 点以上の場合に敗血症を強く疑う。
> ICU 患者：SOFA score が 2 点以上増加した場合に確定。

2 敗血症性ショック

- 定義：敗血症の部分集合であり、実質的に死亡率を上昇させる重度の循環・細胞・代謝の異常を呈するもの。
- 診断基準：

> 敗血症のうち、適切な輸液負荷を行なっても、
> 「平均動脈圧≧ 65 mmHg を維持するために昇圧薬を要する」かつ「血清乳酸値≧ 2 mmol/L」の状態。

quick SOFA score（以下の 1 項目が 1 点）

> ・収縮期血圧 100 mmHg 以下
> ・呼吸数 22 回/分以上
> ・意識状態の変化

SOFA（sequential organ failure assessment）score

	0 点	1 点	2 点	3 点	4 点
呼吸 PaO_2/FiO_2 (mmHg)	≧400	＜ 400	＜ 300	＜ 200 ＋人工呼吸	＜ 100 ＋人工呼吸
凝固能 血小板数 ($\times 10^3/\mu L$)	≧150	＜ 150	＜ 100	＜ 50	＜ 20
肝 ビリルビン (mg/dL)	＜1.2	1.2〜1.9	2.0〜5.9	6.0〜11.9	＞12.0
心血管系 低血圧	低血圧なし	平均動脈圧 ＜70 mmHg	DOA ≦ 5γ または DOB	DOA＞5γ または Ad ≦ 0.1γ または NAd ≦ 0.1γ	DOA＞15γ または Ad＞0.1γ または NAd＞0.1γ
中枢神経系 GCS	15	13〜14	10〜12	6〜9	＜6
腎 クレアチニン (mg/dL) または尿量	＜1.2	1.2〜1.9	2.0〜3.4	3.5〜4.9 または ＜500 mL/day	＞5.0 または ＜200 mL/day

・GCS：グラスゴー・コーマ・スケール、DOA：ドパミン、DOB：ドブタミン、Ad：アドレナリン、NAd：ノルアドレナリン、γ＝μg/kg/min

【敗血症、敗血症性ショックの初期治療】

1 ポイント

①早期の診断とソースコントロールのための適切な治療介入。
②適切な輸液管理と昇圧薬使用による組織低灌流状態の是正と酸素需給バランスの改善。

2 初期治療（1 時間以内）バンドル （文献 2 の内容を一部改変）

①抗菌薬開始前に血液培養（2 セット）と必要に応じて適切な培養検体を採取[3)4)]。
②培養検体採取後にできるだけ早く抗菌薬を静脈内投与※。
③乳酸値の測定。
④低血圧または乳酸値≧ 4 mmol / L であれば 30 mL / kg の初期輸液。
⑤初期輸液投与中または投与後に低血圧が持続するならば平均動脈圧≧ 65 mmHg を維持するために昇圧薬投与。
※「できるだけ早く」抗菌薬投与を行なうことの重要性は広く認識されているが、「1 時間以内」という厳格な時間設定に関してはまだエビデンスが乏しい。不必要な抗菌薬を投与してしまう懸念もある。一律にどこまで早くすべきかはまだ意見が分かれている課題である[5)6)]。

3 各論

診断と抗菌薬治療

- 感染フォーカス検索と治療介入決定のために必要な画像検査を行なう。画像診断では診断しえない感染症（尿路感染症、髄膜炎など）にも注意する。
- 以下も参考にして経験的治療に採用する抗菌薬を選択する。
  ①想定される感染源において頻度の高い原因微生物
  ②検体のグラム染色所見[4)]
  ③施設のアンチバイオグラム（想定される原因菌の薬剤感受性）
  ④抗菌薬の組織移行性（細菌性髄膜炎などの中枢神経系感染症を想定する場合）
- 想定される感染源に対して必要なソースコントロールのための治療介入を早く行なう[4)]。以下は具体的な介入例。

フォーカス	治療介入
カテーテル関連血流感染症 デバイス感染	カテーテル抜去 デバイス除去
閉塞性腎盂腎炎	尿管ステント、腎瘻
閉塞性胆管炎	胆道ドレナージ
膿胸、肝膿瘍、腹腔内膿瘍	膿瘍ドレナージ
下部消化管穿孔	緊急手術
壊死性筋膜炎	デブリードマン

輸液療法

- 組織低灌流状態に対して「30 mL/kg 以上の初期輸液（リンゲル液）」を投与[3)]。
- ヒドロキシエチルデンプン（HES）製剤の使用は推奨しない[3) 4)]。
- 初期輸液後の追加輸液は、以下の所見などを参考に考慮する[3) 7)〜10)]。

項目	輸液を考慮する所見
バイタルサインやそれらの輸液に対する反応	・低血圧が遷延（他のショックの原因の鑑別も行なう）。 ・まだ輸液に対する反応（血圧上昇や脈拍低下）がある。
尿量	・0.5 mL/kg 以下
エコー所見	・下大静脈（IVC）径の呼吸性変動が 12〜40%以上。
乳酸値	・増加〜横ばい
動脈圧 or1 回拍出量の呼吸性変動 ・pulse pressure variation（PPV） ・stroke volume variation（SVV）	・10% 以上 －調節換気下で 1 回換気量 8 mL/kg 以上が前提条件。 －正確な評価には観血的動脈圧測定が必要（簡易的にはモニター上で動脈圧波形の振幅の呼吸性変動が目立つかどうかで判断）。
受動的下肢挙上に対する反応 passive leg raising（PLR）	・15% 以上の 1 回拍出量（心拍出量）増加。 －正確な評価には観血的動脈圧測定が必要。

- 単一の指標での評価には限界があり、複数の指標や経時的変化も参考にする[4)]。
- 過剰輸液にならないように頻回に循環動態の再評価を行なう[3)]。
- 大量のリンゲル液を必要とする場合はアルブミン製剤の使用を考慮してもよい[3) 4)]。

循環作動薬

- 初期の目標平均動脈圧は 65 mmHg としてノルアドレナリン（第一選択薬）を使用する[3) 4)]。
- ノルアドレナリンのみで目標平均動脈圧が達成できない場合はバソプレシンを併用する[3) 4)]。
- 十分な輸液と昇圧薬を使用しても循環動態の維持ができない心機能低下例に対してはドブタミンの併用を考慮する（循環器内科にコンサルト）[3) 4)]。
- 腎保護目的での低用量ドパミンの使用は推奨しない[3)]。

- 循環作動薬の処方例：

組成		投与量［流量］
ノルアドレナリン 5A（1 mg/1 mL） ＋生食 45 mL（合計 50 mL）	0.1 mg/mL	0.05〜0.3γ [1.5〜9 mL/hr]
バソプレシン 1A（20 U/1 mL） ＋生食 19 mL（合計 20 mL）	1 U/mL	0.01〜0.03 U/min [0.6〜1.8 mL/hr] （体重による調整不要）
ドブタミン （0.3% シリンジ製剤 150 mg/50 mL）	3 mg/mL	1〜20γ [1〜20 mL/hr]

r＝μg/ kg/min
［　］内は体重 50kg 換算の流量

ステロイド

- 十分な輸液投与と循環作動薬による循環動態の改善が得られない場合（2 剤目の昇圧薬の追加を考慮するタイミング[7]）にはヒドロコルチゾン 200 mg/日の静脈内投与を考慮する[3) 4)]。
- 間欠投与（50 mg×4 回/日）もしくは持続投与（200 mg/24 時間）のどちらでもよい。
- ショックに至っていない場合の推奨はない[4)]。

その他の支持療法[3) 4)]

[人工呼吸管理]

- 人工呼吸器関連肺炎防止のために、頭側を 30〜45° 程度ギャッジアップする。
- 人工呼吸器による肺障害を最小限にするために、1 回換気量 6 mL/kg（理想体重）、プラトー圧 30 mmHg を超えない設定とする（それに伴う高 CO_2 血症は許容される）。
- 近年は駆動圧や経肺圧も重要な指標として検討されている。
- ARDS 患者で P/F 比（PaO_2/FiO_2）＜150 mmHg の場合は腹臥位療法や 48 時間以内の筋弛緩薬使用を考慮する。
- 呼吸器離脱の際には自発呼吸試験（SBT）や離脱プロトコルを使用することを推奨する。

[鎮痛・鎮静]

- 可能であれば 1 日 1 回の鎮静薬中止やプロトコルを用いた鎮静薬調整を行なう（light sedation）。

[血液浄化療法・腎代替療法]

- 敗血症に対する血液浄化療法の推奨は現時点でない。
- 腎代替療法の導入はクレアチニン上昇もしくは乏尿のみでなく、他の適応条件（電解質・酸塩基平衡の異常や尿毒症症状、体液貯留・肺うっ血など）の有無も考慮して検討する。
- 血行動態が不安定な場合には間欠よりも持続療法を選択する。

[輸血製剤]

- 心筋虚血、重篤な低酸素血症、急性出血以外では Hb 7.0 g/dL 未満で赤血球輸血を推奨する。
- 敗血症に関連する貧血の治療にエリスロポエチン製剤は推奨しない。

その他の支持療法[3)4)]

- 出血や侵襲的手技の予定がない場合、凝固異常の補正目的の新鮮凍結血漿投与は推奨しない。
- 血小板輸血を推奨する場合は以下のとおり。
  ①明らかな出血症状がなく血小板数が 10,000/mm^3 未満。
  ②明らかな出血リスクがあり、血小板数が 20,000/mm^3 未満。
  ③活動性出血あり or 手術・侵襲的手技実施時で 50,000/mm^3 未満。

[DIC 治療]
- 敗血症性 DIC に対するヘパリンやトロンボモジュリン製剤使用の明確な推奨はない。

[免疫グロブリン]
- 敗血症・敗血症性ショック患者に対する投与の推奨はない。

[栄養]
- 循環動態が不安定なままでなければ、早期（治療開始から 24〜48 時間以内）から経腸栄養を開始することを推奨する。
- 静脈栄養は最初の 7 日以内は避ける。

[血糖コントロール]
- 動脈圧ラインが留置されている場合には動脈血で血糖測定を行なう。
- 血糖値を 180 mg/dL 以下に保つように管理する。

[体温管理]
- 解熱療法はルーチンでは実施しない（著しい高体温への対応、発熱に伴う症状改善を目的とする場合は選択肢となりうる）。

[予防]
- ストレス性潰瘍予防のため以下を行なう。
  - ・消化管出血のリスクが高い場合はプロトンポンプ阻害薬もしくは H_2 ブロッカーを使用する。
- 深部静脈血栓症（DVT）予防のため以下を行なう。
  - ・低用量ヘパリンもしくは低分子ヘパリンを使用する。
  - ・ヘパリンが使用できない場合は弾性ストッキングもしくは間欠的空気圧迫装置を使用する。

参考文献
1)The Third International Consensus Definitions for Sepsis and Septic Shock (Sepsis-3). JAMA. 2016 Feb 23;315(8):801-10／2)The Surviving Sepsis Campaign Bundle: 2018 update. Intensive Care Med. 2018; 44(6):925-28／3)Surviving Sepsis Campaign: International Guidelines for Management of Sepsis and Septic Shock:2016. Crit Care Med. 2017; 45(3): 486-552／4) 日本集中治療医学会・日本救急医学会. 日本敗血症診療ガイドライン2020／5)Infectious Diseases Society of America (IDSA) POSITION STATEMENT: Why IDSA Did Not Endorse the Surviving Sepsis Campaign Guidelines. Clin Infect Dis. 2018; 66(10): 1631-35／6)Timeline of sepsis bundle component completion and its association with septic shock outcomes. J Crit Care. 2020; 60: 143-51／7)A users' guide to the 2016 Surviving Sepsis Guidelines. Intensive Care Med. 2017; 43(3):299-303／8)The respiratory variation in inferior vena cava diameter as a guide to fluid therapy. Intensive Care Med 2004; 30(9): 1834-7／9)Inferior vena cava variation compared to pulse contour analysis as predictors of fluid responsiveness: a prospective cohort study. J Intensive Care Med. 2011; 26(2): 116-24／10)Predicting fluid responsiveness by passive leg raising: a systematic review and meta-analysis of 23 clinical trials. Crit Care Med 2016; 44(5): 981-91.

2) 発熱性好中球減少症

診断のポイント

✓**丁寧な診察のもと発熱の原因を検討し、感染症の場合は、感染臓器・原因微生物を"詰める"ロジックを組み立てながら治療を行なう。**

①好中球減少患者で発熱を認めた場合、必ず血液培養2セットおよび適切な培養検体を採取する。

②好中球減少時には、膿性痰や膿尿、発赤や疼痛などの炎症を示唆する所見がはっきりしづらいこともあり、日々の丁寧な診察を繰り返す。

治療のポイント

✓**緑膿菌を含めたグラム陰性桿菌と耐性の強くないグラム陽性球菌のカバーを基本とし、臓器や微生物を考慮して追加カバーの必要性を検討する。**

①発熱性好中球減少症は内科的 Emergency であり、バイタルサインなどを確認し支持療法とともに速やかな抗菌薬投与を実施する。

②原則入院で静注抗菌薬を用いて治療する。

③初期治療の選択においては、緑膿菌や想定する原因微生物の自施設アンチバイオグラム、患者の過去の微生物検出歴（ESBL 産生菌や耐性の強い菌）も参考にする。

④嫌気性菌カバーを考慮する例：頭頸部感染症、好中球減少性腸炎、肛門周囲の皮膚軟部組織感染症、腫瘍に伴う閉塞や腫瘍部位の感染症など。

⑤**バンコマイシン**併用を考慮する例：カテーテル関連血流感染症疑い、血液培養でグラム陽性菌を検出、血行動態不安定、MRSA 保菌、耐性菌が考慮される患者の皮膚軟部組織感染症や高度な口腔内粘膜障害など。

⇒日々の診察や培養結果で抗菌薬継続の必要性を検討する。

原因微生物	初期治療
[グラム陰性桿菌] *Pseudomonas aeruginosa* *Escherichia coli* *Klebsiella* *Enterobacter* *Citrobacter* [グラム陽性球菌] *Staphylococcus aureus* (MSSA、MRSA) Other staphylococci Viridans group streptococci *Streptococcus pneumoniae* *Enterococcus* [嫌気性菌] *Bacteroides*	[基本] **セフェピム**：2 g/回（8～12 時間毎静注） [嫌気性菌のカバーも考慮する場合] ①**セフェピム**：2 g/回（8～12 時間毎静注）＋**メトロニダゾール**：500 mg/回（8 時間毎、内服または静注） ②**ピペラシリン/タゾバクタム**：4.5 g/回（6 時間毎静注） [自施設のアンチバイオグラム、過去の培養検出歴、血行動態不安定などからカルバペネムが望まれる場合] **メロペネム**：1 g/回（8 時間毎静注） [MRSA、MRSE、*Enterococcus faecium* などの耐性の強いグラム陽性球菌感染症のリスクが高い場合] 上記に併用して **バンコマイシン**：V-4「静注用バンコマイシンの投与方法」（p.110）を参照 ⇒上記の治療で反応なく、好中球減少状態が続く場合はⅣ-9-3)「発熱性好中球減少症（発熱遷延時の対応）」（p.92）を参照。

参考文献
1) Clin Infect Dis. 2011;52(4):e56-93／2) Infection. 2014;42(1):5-13.

3）発熱性好中球減少症（発熱遷延時の対応）

経験的治療薬投与下で原因不明の 4〜7 日以上の発熱遷延があり、速やかな好中球数回復が望めない場合の対応。

診断のポイント

✓ **発熱持続のみを根拠に抗菌薬の変更や抗真菌薬の開始をせず、感染臓器や原因微生物を "詰める" 手間や検査を惜しまない。**

①血液培養 2 セットの再検とともに、以下の評価を行なう。

②侵襲性真菌感染症のリスク評価：

- 侵襲性 *Candida* 症は好中球減少期間が 1 週間以上の持続、*Aspergillus* などの侵襲性糸状真菌感染症は好中球減少期間が 2 週間以上の持続でリスクが増加する。糸状菌感染症のリスク評価に、Invasive Mold Disease（IMD）スコアリングが参考になる（p.93 **表**）。

③ CT（副鼻腔〜肺〜肝）および血清マーカー（βD グルカンや *Aspergillus* galactomannan 抗原）などのスクリーニング検査を行なう。

- 単純か造影で撮像するかは症例に応じて決定する。
- 膿瘍性病変や大血管付近の結節影の評価には造影を考慮するが、好中球減少期の膿瘍は造影 CT でも検出しにくいことがある。

④臨床所見・CT 所見を総合し、以下のマネジメントを考慮する。

- CT で所見あり⇒鑑別疾患に応じた治療を開始し、同時に気管支鏡や生検などで可能な限り微生物学的診断を試みる（確定診断に応じて適切な薬剤に変更し、治療期間を担保する）。
- CT で有意な所見がない場合⇒以下の A か B を考慮する。

  A：臨床情報や血清マーカーなどから真菌感染症が疑わしい場合には想定する真菌感染症に応じた抗真菌薬を開始する。

  B：臨床情報から真菌感染症が疑わしくない場合、抗真菌薬は開始せず、日々の診察を継続する。必要に応じて上記の再検査も検討する。

⑤薬剤熱、血栓性静脈炎、腫瘍熱、血腫熱、*Clostridioides difficile* 腸炎、結晶性関節炎など、発熱を呈する様々な疾患を鑑別に丁寧な診察も継続する。

治療のポイント

✓ **発熱が持続し、好中球減少期間が長期にわたる場合や、真菌感染症が疑われる症例では抗真菌薬による経験的治療が検討される。**

① *Candida* を想定して治療する場合：

Candida 予防未実施の症例は臨床経過やリスクファクターを勘案し経験的抗真菌薬治療開始を検討する。*Candida* 予防実施下でも、カテーテル留置や消化管粘膜障害などを介する血流感染症、ブレークスルー感染（**フルコナゾール**予防投与時の *Candida glabrata* や *Candida krusei* など）には留意する。

② *Aspergillus* を想定して治療する場合：

Aspergillus 感染症が上記の検査（CT、血清マーカーなど）で考慮された症例や高リスク症例（全身状態悪化傾向や、*Aspergillus* 感染症の多い施設で、CT や血清マーカーなどの検査を速やかに実施できない場合など）では抗糸状真菌薬開始（**ボリコナゾール**や**アムホテリシン B リポソーム製剤**）を検討する。

原因微生物	治療
Candida *Aspergillus* *Mucor* その他	[*Candida* がターゲット] ①**ミカファンギン**：100 mg/回（24 時間毎静注） ②**カスポファンギン**：初日 70 mg/回、2 日目以降 50 mg/回（24 時間毎静注） ⇒原因菌と薬剤感受性が確定次第、適切な抗真菌薬に変更する。 [*Aspergillus* がターゲット] ①**ボリコナゾール**：初日 6 mg/kg/回（12 時間毎静注）、2 日目以降 4 mg/kg/回（12 時間毎静注） ②**アムホテリシン B リポソーム製剤**：3〜5 mg/kg/回（24 時間毎静注） [Mucormycosis が確定診断あるいは鑑別にあがる場合] **アムホテリシン B リポソーム製剤**：5〜10 mg/kg/回（24 時間毎静注） 上記の使用が困難な場合 **ポサコナゾール**：初日 300 mg/回（12 時間毎静注）、2 日目以降 300/回（24 時間毎静注） ⇒外科的治療も早期に検討する。

参考文献
1)Clin Infect Dis. 2011; 52(4):e56-93／2)NCCN clinical practice guideline in oncology:Prevention and treatment of cancer related infection(Version 2.2020).

IMD スコア（血液悪性腫瘍患者の糸状菌感染症リスク評価）

①好中球数 500/μL 未満の期間が 10 日よりも長期である。（4 点） ②入院時から過去 1 年以内に糸状菌による感染症の既往あり。（4 点） ③血液悪性腫瘍が完全寛解もしくは部分寛解以外の症例。（3 点） ④ CD4 陽性細胞が 50/μL 未満。もしくはカルシニューリン阻害薬、抗胸腺グロブリン投与の同種移植症例。（2 点）
4 項目の合計が 6 点未満では侵襲性糸状菌感染症の陰性的中率は 99%とされる。

(PLoS One.2013; 8(9):e75531.)

10　輸入感染症、新興・再興感染症

1）輸入感染症

診断のポイント

✓ **輸入感染症の診断は海外渡航歴を適切に聴取できるかが肝要である。**

①発熱、下痢、皮疹、呼吸器症状のある患者には海外渡航歴を聴取する。

②輸入感染症の診断のうえで大事なのは「渡航地」「潜伏期」「曝露歴」の3つである。

③渡航地：大まかに東南アジア、南アジア、アフリカ、南米でそれぞれ流行している熱帯感染症を把握しておく（下記「原因微生物」参照）。

④潜伏期：渡航期間と発症日から推定し、「10日未満」「11〜21日」「22日以上」のいずれかに分類して鑑別診断を考える。

⑤曝露歴：主に「食事内容」「節足動物の曝露」「動物の曝露」「現地での性交渉の有無」「淡水曝露」「sick contact」などについて聴取する。

⑥熱帯熱マラリアは命に関わる疾患であり、渡航地や潜伏期から可能性がある場合には最初に除外のため末梢血のギムザ染色を行なう。非熱帯熱マラリアは一度のギムザ染色では診断できないことがあり、連日3回の検査を行なう。

⑦症状から麻疹、風疹、水痘、ムンプスなど感染性の高い疾患の可能性がある場合はできる限り早期に隔離する。

⑧エボラ出血熱などのウイルス性出血熱や中東呼吸器症候群など、まれだが致死率が高く職業性曝露の可能性のある疾患も忘れない。

⑨治療は原則として診断後に行なう。ただし、リケッチア症、レプトスピラ症など検査結果までに時間を要する場合には**ドキシサイクリン**や**セフトリアキソン**などの抗菌薬を投与することがある。

原因微生物

渡航地別にみる熱帯感染症

東南アジア	デング熱＞マラリア＞チクングニア熱＞腸チフス
南アジア	腸チフス＞デング熱＞マラリア＞チクングニア熱
アフリカ	マラリア＞リケッチア症＞デング熱＞腸チフス
南米	デング熱＞マラリア＞腸チフス

輸入感染症と潜伏期

Short (<10 days)	Medium (11-21 days)	Long (>30 days)
デング熱	マラリア（特に *Plasmodium falciparum*）	マラリア
チクングニア熱	レプトスピラ症	結核
ジカ熱	腸チフス	ウィルス性肝炎(A、B、C、E)
ウイルス性出血熱	麻疹	Melioidosis
旅行者下痢症	トリパノソーマ症	急性HIV感染症
黄熱	ブルセラ症	住血吸虫症
リケッチア症	トキソプラズマ症	フィラリア症
インフルエンザ	Q熱	アメーバ肝膿瘍
レプトスピラ症		リーシュマニア症

(Lancet 2003; 361:1459-69)

曝露別にみる輸入感染症

曝露		病原体/疾患
食事	ウイルス	A 型肝炎、E 型肝炎、ノロウイルス、ロタウイルス、エンテロウイルス
	細菌	下痢原性大腸菌感染症（腸管出血性大腸菌［EHEC］、腸管病原性大腸菌［EPEC］、腸管侵入性大腸菌［EIEC］、毒素原性大腸菌［ETEC］、腸管凝集性大腸菌［EAEC］）、キャンピロバクター、サルモネラ（腸チフス・パラチフスを含む）、リステリア、赤痢菌、ブドウ球菌、クロストリジウム、ビブリオ属（腸炎ビブリオ・コレラ）、エルシニア、ブルセラ、バシラス
	寄生虫	裂頭条虫、無鉤条虫、有鉤条虫、肝蛭、アニサキス、アスカリス、アメーバ、ジアルジア、クリプトスポリジウム
節足動物	蚊	マラリア、デング熱、チクングニア熱、ジカ熱、黄熱、日本脳炎、ウエストナイル熱、フィラリア症
	ダニ	ボレリア症、リケッチア症、コンゴクリミア出血熱、Q 熱、野兎病、ダニ脳炎、エーリキア症、バベシア症
	ハエ	アフリカ睡眠病、オンコセルカ症、リーシュマニア症、バルトネラ症、ハエ蛆症
	シラミ	ペスト、スナノミ症、シラミ媒介性回帰熱
	サシガメ	シャーガス病
淡水		レプトスピラ症、住血吸虫症、アカントアメーバ感染症、ネグレリア症
土壌		鉤虫症、皮膚幼虫移行症、内臓幼虫移行症、レプトスピラ症
性交渉		HIV、HBV、HCV、梅毒、クラミジア、淋病、ヘルペス、HPV
sick contact（病人との接触）		肺炎、結核、EBV 感染症、髄膜炎、リウマチ熱、ラッサ熱
哺乳類		狂犬病（イヌ、ネコ、サルなど）、鼠咬熱（ネズミ）、野兎病（ウサギ）、Q 熱（ネコ、ウシ、ヒツジなど）

参考文献
1)J Infect Chemother. 2020: S1341-321X(20)30435-9／2)N Engl J Med . 2017; 376(6):548-60／3) Ann Intern Med. 2013;158(6):456-68.

2）渡航歴のある患者の下痢症

診断のポイント

✓**旅行者下痢症の診断は「その他の輸入感染症の除外」が必要。**

①旅行者下痢症は海外渡航後の疾患で最も頻度が高い疾患である。

②旅行者下痢症の診断は臨床症状に基づくが、マラリア、デング熱、腸チフス、リケッチア症、レプトスピラ症などの代表的な輸入感染症は下痢を伴うことが多いため、下痢に加えて発熱を伴う場合にはこれらの疾患の除外が必要である。

③便培養検査などによる原因微生物同定のための検査は必須ではないが、（1）重症、（2）持続性（2週間以上）、（3）治療失敗時には検査を行なう。

治療のポイント

✓**旅行者に対する安易な抗菌薬投与は避ける。**

①旅行者下痢症の治療で最も大事なのは脱水の補正である。

②多くの旅行者下痢症は軽症であり抗菌薬治療は不要である。

③中等症以上では抗菌薬治療を行なう。

④日本人旅行者の多い東南アジアではキノロン耐性 *Campylobacter* が増加しており、国内での旅行者下痢症の第一選択薬は**アジスロマイシン**。

⑤2週間以上続く持続性下痢ではジアルジアなどの原虫感染症を考慮する。

原因微生物	初期治療
[細菌] 下痢原性大腸菌 　腸管出血性大腸菌（EHEC） 　腸管病原性大腸菌（EPEC） 　腸管侵入性大腸菌（EIEC） 　毒素原性大腸菌（ETEC） 　腸管凝集性大腸菌（EAEC） *Campylobacter jejuni*、*coli* *Salmonella* Enteritidis、Newport、Typhimurium *Plesiomonas shigelloides* *Vibrio cholerae* *Shigella dysenteriae*、*flexineri*、*boydii*、*sonnei* [ウイルス] ノロウイルス ロタウイルス アストロウイルス アデノウイルス [原虫] *Giardia lamblia* *Cryptosporidium* *Cyclospora cayetanensis* *Entamoeba histolytica*	●脱水があれば飲水指導や輸液を行なう。 ●抗菌薬投与によって下痢を1～2日程度短縮できるが、副作用、耐性菌増加、コストなどのデメリットがある。 ●現地での抗菌薬使用はESBL産生腸内細菌科などの耐性菌保菌のリスクとなる。 ●日常生活に支障がある中等症以上では抗菌薬治療またはロペラミドを考慮する。 ●血便を伴う下痢症や、重症例では抗菌薬治療を行なう。 ①**アジスロマイシン**：500 mg/回（1日1回内服）3日間 ②**レボフロキサシン**：500 mg/回（1日1回内服）単回

参考文献

1）J Infect Chemother. 2020:S1341-321X(20)30435-9／2）J Infect Chemother. 2021; 27(1):49-54／3) J Travel Med . 2017; 24(suppl_1):S57-74.

3）新型コロナウイルス感染症（COVID-19）

診断のポイント

✓ **COVID-19 の診断は流行状況、曝露歴、臨床症状から行なう。**

① COVID-19 は SARS-CoV-2 による感染症であり、臨床症状はインフルエンザなどのウイルス性呼吸器感染症に似る。

②嗅覚・味覚障害の頻度は高くないが、これらの症状があれば COVID-19 の可能性は高くなる。

③ COVID-19 患者との接触歴、過去 2 週間以内の海外渡航歴、会食の機会、クラスターとなっている場所への訪問などについて聴取を行なう。ただし、流行の程度によってはこれらに該当しなくても COVID-19 に罹患しうる。

④流行の指標としては、その地域における新規感染者数、新規感染者数の中に占める接触歴不明者の割合、検査陽性率などがある。

⑤診断は PCR 検査または抗原検査による。PCR 検査は抗原検査よりも感度が高いが、検査結果までに時間を要し（1 時間～数日）、感染性が無くなった後も陽性が続くことがある。抗原検査は簡便であり検査結果が約 30 分で得られるが PCR 検査と比較すると感度が劣る。抗原検査のうち定性検査は無症状者に対しては適さない。

⑥検体は鼻咽頭拭い液または唾液が用いられることが多い。唾液は鼻咽頭拭い液と比較して、発症 10 日以内であればウイルス量に差がないと報告されている。

⑦デルタなどの変異株の拡大により、ワクチン接種者はリスクは下がるものの感染することはあるが重症化予防効果は保たれている。

治療のポイント

✓ **治療の考え方**

① COVID-19 では、発症後数日はウイルス増殖が、そして発症後 7 日前後からは宿主免疫による炎症反応が主病態であると考えられている。したがって、発症早期には**レムデシビル**などの抗ウイルス薬や**カシリビマブ/イムデビマブ**などの抗体治療、そして徐々に悪化のみられる発症後 7 日前後以降の中等症・重症の病態では**デキサメタゾン**、**バリシチニブ**などの抗炎症薬の投与が重要となる。

②発症からの時期、重症度に合わせて使用すべき薬剤を選択することが重要である。**カシリビマブ/イムデビマブは重症化リスク（p.98 表）の高い症例に限る。**

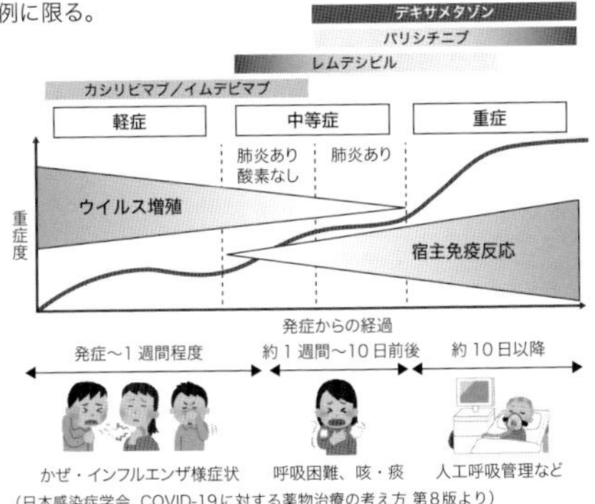

（日本感染症学会 COVID-19に対する薬物治療の考え方 第8版より）

原因微生物	初期治療
SARS-CoV-2	・新型コロナウイルス感染症（COVID-19）診療の手引き ・NIH COVID-19 Treatment Guidelines など逐次更新される情報を参照すること。

重症化のリスクファクター

- 65 歳以上の高齢者
- 悪性腫瘍
- 慢性閉塞性肺疾患（COPD）
- 慢性腎臓病
- 2 型糖尿病
- 高血圧
- 脂質異常症
- 肥満（BMI 30 以上）
- 喫煙
- 固形臓器移植後の免疫不全
- 妊娠後期

注意：カシリビマブ／イムデビマブの適応については添付文書も参照すること。

参考文献

1)BMJ 2020; 371: m3862／2)N Engl J Med 2020; 383(18): 1757-66／3)N Engl J Med . 2020; NEJMoa2021436／4)Clin Infect Dis. 2020; ciaa1470.

V

抗菌薬の投与方法

本書の治療法例は参考として示したものであり、画一的な治療を推奨するものではありません。また添付文書に記載されている用法・用量と異なることがあります。実際の抗菌薬使用に当たっては、最新の添付文書、ガイドライン、文献などをご確認ください。

1　静注抗菌薬の投与方法

一般名（商品名）	1 回量（投与間隔）
ペニシリン G （ペニシリン G カリウム）	髄膜炎：400 万単位（4 時間毎） 心内膜炎：400〜500 万単位（4 時間毎） 肺炎球菌肺炎：200 万単位（4 時間毎）
アンピシリン （ビクシリン）	2 g（6 時間毎） （心内膜炎などの重症腸球菌感染および *Streptococcus pneumoniae*、*Streptococcus*、*Listeria* などによる中枢神経感染では 2 g［4 時間毎］）
ピペラシリン （ペントシリン）	4 g（6 時間毎）
アンピシリン/スルバクタム （ユナシン S）	1.5〜3 g（6 時間毎）
ピペラシリン/タゾバクタム （ゾシン）	4.5 g（6 時間毎）
セファゾリン （セファメジン α）	1〜2 g（8 時間毎）
セフメタゾール （セフメタゾン）	1 g（6〜8 時間毎）
セフォチアム （パンスポリン）	
セフトリアキソン （ロセフィン）	1〜2 g（12〜24 時間毎） （髄膜炎では 2 g［12 時間毎］）
セフォタキシム （セフォタックス、クラフォラン）	1〜2 g（8 時間毎） （髄膜炎では 2 g［4〜6 時間毎］）
セフタジジム （モダシン）	1〜2 g（8 時間毎）
セフォペラゾン/スルバクタム （スルペラゾン）	2 g（12 時間毎）
セフェピム （マキシピーム）	1 g（8 時間毎） （発熱性好中球減少症および重症緑膿菌感染では 2 g［8〜12 時間毎］、髄膜炎では 2 g［8 時間毎］）
アズトレオナム （アザクタム）	1〜2 g（8 時間毎） （髄膜炎では 2 g［6〜8 時間毎］）

一般名（商品名）	1回量（投与間隔）
メロペネム （メロペン）	1 g（8時間毎） （髄膜炎では2 g［8時間毎］）
ミノサイクリン （ミノマイシン）	100 mg（12時間毎）
アジスロマイシン （ジスロマック）	500 mg（24時間毎）
クリンダマイシン （ダラシンS）	600 mg（8時間毎）
シプロフロキサシン （シプロキサン）	400 mg（8〜12時間毎）
レボフロキサシン （クラビット）	500 mg（24時間毎）
スルファメトキサゾール/トリメトプリム＝ST合剤 （バクトラミン） ※1アンプルに80 mgの**トリメトプリム**が含まれている	［*Pneumocystis* 肺炎］ **トリメトプリム**として5 mg/kg※ （6〜8時間毎） ［上記以外］ **トリメトプリム**として2.5〜5 mg/kg※ （6〜12時間毎） ただし、治療対象により推奨投与量が異なるため、他の成書を確認すること
メトロニダゾール （アネメトロ）	500 mg（6〜8時間毎）

抗真菌薬・抗ウイルス薬

一般名（商品名）	1回量（投与間隔）
フルコナゾール （ジフルカン）	初日 800 mg ⇒2日目より 400 mg（24時間毎）
ホスフルコナゾール （プロジフ）	初日～2日目 800 mg（24時間毎） ⇒3日目より 400 mg（24時間毎）
ボリコナゾール （ブイフェンド）	初日 6 mg/kg（12時間毎） ⇒2日目より 3～4 mg/kg（12時間毎） ⇒定常状態となる5～7日目以降に血中濃度を測定。目標 trough 1～5 μg/mL
ミカファンギン （ファンガード）	*Candida*：100 mg（24時間毎）
カスポファンギン （カンサイダス）	初日 70 mg ⇒2日目より 50 mg（24時間毎）
アムホテリシンBリポソーム製剤 （アムビゾーム）	3～5 mg/kg（24時間毎） （Mucormycosis では、5～10 mg/kg/回[24時間毎]）
アシクロビル （ゾビラックス）	5 mg/kg（8時間毎） （脳炎では、10 mg/kg［8時間毎］）

2　静注抗菌薬の投与方法（腎機能障害時）

<table>
<tr><th rowspan="2">一般名
（商品名）</th><th colspan="4">1 回量（投与間隔）</th></tr>
<tr><th>CrCl
>50 mL / min</th><th>CrCl
30～50 mL / min</th><th>CrCl
10～30 mL / min</th><th>CrCl
<10 mL / min</th></tr>
<tr><td>ペニシリン G
（ペニシリン G）</td><td>200～500 万単位
（4 時間毎）</td><td colspan="2">100～500 万単位
（6 時間毎）</td><td>100～500 万単位
（12 時間毎）</td></tr>
<tr><td>アンピシリン
（ビクシリン）</td><td>2 g
（6 時間毎）
（髄膜炎では 2 g[4 時間毎]）</td><td colspan="2">2 g
（8 時間毎）
（髄膜炎では 2 g［6 時間毎]）</td><td>2 g
（12 時間毎）
（髄膜炎では 2 g[8 時間毎]）</td></tr>
<tr><td>ピペラシリン
（ペントシリン）</td><td>4 g
（6 時間毎）</td><td colspan="2">4 g
（6～8 時間毎）</td><td>4 g
（8 時間毎）</td></tr>
<tr><td>アンピシリン/スルバクタム
（ユナシン S）</td><td>1.5～3 g
（6 時間毎）</td><td>1.5～3 g
（8～12 時間毎）</td><td>1.5～3 g
（12 時間毎）</td><td>1.5～3 g
（24 時間毎）</td></tr>
<tr><td>ピペラシリン/タゾバクタム
（ゾシン）</td><td>4.5 g
（6 時間毎）</td><td>2.25 g
（6 時間毎）</td><td>2.25 g
（6～8 時間毎）</td><td>2.25 g
（8 時間毎）</td></tr>
<tr><td>セファゾリン
（セファメジン）</td><td colspan="2">1～2 g
（8 時間毎）</td><td>1～2 g
（12 時間毎）</td><td>1 g
（24 時間毎）</td></tr>
<tr><td>セフメタゾール
（セフメタゾン）</td><td>1 g
（6～8 時間毎）</td><td>1 g
（8～12 時間毎）</td><td>1 g
（12～24 時間毎）</td><td>1 g
（24 時間毎）</td></tr>
<tr><td>セフォチアム
（パンスポリン）</td><td>1 g
（6～8 時間毎）</td><td colspan="2">1 g
（12 時間毎）</td><td>1 g
（24 時間毎）</td></tr>
<tr><td>セフトリアキソン
（ロセフィン）</td><td>1～2 g
（12～24 時間毎）
（髄膜炎では 2 g［12 時間毎]）</td><td colspan="3">投与量・間隔の調整は不要</td></tr>
<tr><td>セフォタキシム
（セフォタックス、クラフォラン）</td><td>1～2 g
（8 時間毎）
（髄膜炎では 2 g［4～6 時間毎]）</td><td>1～2g
（8 時間毎）
（髄膜炎では 2 g[8 時間毎]）</td><td>1～2 g
（12 時間毎）
（髄膜炎では 2 g[8 時間毎]）</td><td>1～2 g
（12～24 時間毎）
（髄膜炎では 2 g［12 時間毎]）</td></tr>
<tr><td>セフタジジム
（モダシン）</td><td>1～2 g
（8 時間毎）</td><td>1～2g
（12 時間毎）</td><td>1～2 g
（24 時間毎）</td><td>1 g
（24 時間毎）</td></tr>
</table>

一般名 （商品名）	1回量（投与間隔）			
	CrCl >50 mL／min	CrCl 30～50 mL／min	CrCl 10～30 mL／min	CrCl <10 mL／min
セフォペラゾン/スルバクタム （スルペラゾン）	2 g （12時間毎）			2 g （24時間毎）
セフェピム （マキシピーム）	1 g （8時間毎） （発熱性好中球減少症および重症緑膿菌感染では2 g［8～12時間毎］、髄膜炎では2 g［8時間毎］）	1 g （12時間毎） （発熱性好中球減少症および重症緑膿菌感染では2 g［12時間毎］、髄膜炎では1 g［8時間毎］）	1 g （12時間毎） （発熱性好中球減少症および重症緑膿菌感染では2 g［24時間毎］、髄膜炎では1 g［12時間毎］）	500 mg～1 g （24時間毎） （発熱性好中球減少症および重症緑膿菌感染では1 g［24時間毎］、髄膜炎では1 g［24時間毎］）
アズトレオナム （アザクタム）	1～2 g （8時間毎）	1～2 g （12時間毎）		1～2 g （24時間毎）
メロペネム （メロペン）	1 g （8時間毎） （髄膜炎では2 g［8時間毎］）	1 g （12時間毎） （髄膜炎では1 g［8時間毎］）	500 mg （12時間毎） （髄膜炎では1 g［12時間毎］）	500 mg （24時間毎） （髄膜炎では1 g［24時間毎］）
ミノサイクリン （ミノマイシン）	100 mg （12時間毎）	投与量・間隔の調整は不要		
アジスロマイシン （ジスロマック）	500 mg （24時間毎）	投与量・間隔の調整は不要		
クリンダマイシン （ダラシンS）	600 mg （8時間毎）	投与量・間隔の調整は不要		
シプロフロキサシン （シプロキサン）	400 mg （8～12時間）	400 mg （12時間毎）	400 mg （24時間毎）	
レボフロキサシン （クラビット）	500 mg （24時間毎）	［CrCl：20～50］ 初日500 mg ⇒2日目より250 mg（24時間毎）	［CrCl：20未満］ 初日500 mg ⇒3日目より250 mg（48時間毎）	

一般名（商品名）	1回量（投与間隔）			
	CrCl >50 mL/min	CrCl 30〜50 mL/min	CrCl 10〜30 mL/min	CrCl <10 mL/min
スルファメトキサゾール/トリメトプリム＝ST 合剤（バクトラミン） ※1アンプルに80 mgの**トリメトプリム**が含まれている	[*Pneumocystis* 肺炎] **トリメトプリム**として5 mg/kg※（6〜8時間毎） [上記以外] **トリメトプリム**として2.5〜5 mg/kg※（6〜12時間毎）		[*Pneumocystis* 肺炎] **トリメトプリム**として2.5 mg/kg※（6〜8時間毎） [上記以外] **トリメトプリム**として2.5 mg/kg※（6〜12時間毎）	要注意⇒専門家へコンサルト（投与する場合の目安：**トリメトプリム**として5 mg/kg※［24時間毎］）
メトロニダゾール（アネメトロ）	500 mg（6〜8時間毎）			500 mg（12時間毎）

抗真菌薬・抗ウイルス薬

一般名（商品名）	1回量（投与間隔）			
	CrCl >50 mL/min	CrCl 30～50 mL/min	CrCl 10～30 mL/min	CrCl <10 mL/min
フルコナゾール（ジフルカン）	初日 800 mg ⇒2日目より 400 mg（24時間毎）	初日 400 mg ⇒2日目より 200 mg（24時間毎）		
ホスフルコナゾール（プロジフ）	初日～2日目 800 mg（24時間毎）⇒3日目より 400 mg（24時間毎）	初日～2日目 400 mg（24時間毎）⇒3日目より 200 mg（24時間毎）		
ボリコナゾール（ブイフェンド）	初日 6 mg/kg（12時間毎）⇒2日目より 3～4 mg/kg（12時間毎）		静注は避け、経口薬での治療を行なう（静注添加剤が蓄積するため）	
ミカファンギン（ファンガード）	*Candida*：100 mg（24時間毎）	投与量・間隔の調整は不要		
カスポファンギン（カンサイダス）	初日 70 mg ⇒2日目より 50 mg（24時間毎）	投与量・間隔の調整は不要		
アムホテリシンBリポソーム製剤（アムビゾーム）	3～5 mg/kg（24時間毎）	原則として投与量・間隔の調整は不要（ただし急激な腎機能悪化時には、投与量の減量や投与の一時中止が必要な場合あり）		
アシクロビル（ゾビラックス）	5 mg/kg（8時間毎）（脳炎では、10 mg/kg [8時間毎]）	5 mg/kg（12時間毎）（脳炎では、10 mg/kg [12時間毎]）	5 mg/kg（24時間毎）（脳炎では、10 mg/kg [24時間毎]）	2.5 mg/kg（24時間毎）（脳炎では、5 mg/kg [24時間毎]）

参考文献
1) サンフォード感染症治療ガイド2019（第49版），ライフサイエンス出版，2019／2) 腎機能別薬剤投与量POCKETBOOK 第3版，じほう，2020／3) Johns Hopkins ABX Guide.

3　静注抗菌薬の投与方法（透析時）

- 略称について：
  HD（hemodialysis、血液透析）
  CRRT（continuous renal replacement therapy、持続的腎機能代替療法）
  CVVH（continuous venovenous hemofiltration、持続的静静脈血液濾過）
  CVVHD（continuous venovenous hemodialysis、持続的静静脈血液透析）
  CVVHDF（continuous venovenous hemodiafiltration、持続的静静脈血液濾過透析）
- CRRT の血液浄化量（濾過流量＋透析液流量）1〜2 L/時を想定した投与量を記載。
- HD は週 3 回実施している患者を想定した投与量を記載。透析日は透析後に投与。
- **CRRT における初回投与は通常量（腎機能正常時の 1 回量）を投与。**
- 実際には残腎機能や透析条件は症例ごとに異なるため、必要に応じて腎臓内科医や薬剤師と投与量を相談。

<table>
<tr><th rowspan="3">一般名
（商品名）</th><th colspan="4">1 回量（投与間隔）</th></tr>
<tr><th rowspan="2">HD</th><th colspan="3">CRRT：維持投与量</th></tr>
<tr><th>CVVH</th><th>CVVHD</th><th>CVVHDF</th></tr>
<tr><td>ペニシリン G
（ペニシリン G）</td><td>初回 400 万単位
⇒ 2 回目より 100〜200 万単位（4〜6 時間毎）または 200〜400 万単位（8〜12 時間毎）</td><td>200 万単位
（4〜6 時間毎）</td><td>200〜300 万単位
（4〜6 時間毎）</td><td>200〜400 万単位
（4〜6 時間毎）</td></tr>
<tr><td>アンピシリン
（ビクシリン）</td><td>1〜2 g
（12〜24 時間毎）</td><td>1〜2 g
（8〜12 時間毎）</td><td>1〜2 g
（8 時間毎）</td><td>1〜2 g
（6〜8 時間毎）</td></tr>
<tr><td>ピペラシリン
（ペントシリン）</td><td>2 g
（8〜12 時間毎）</td><td>2 g
（6〜8 時間毎）</td><td colspan="2">2 g
（6 時間毎）</td></tr>
<tr><td>アンピシリン/スルバクタム
（ユナシン S）</td><td>1.5〜3 g
（12〜24 時間毎）</td><td>1.5〜3 g
（8〜12 時間毎）</td><td>1.5〜3 g
（8 時間毎）</td><td>1.5〜3 g
（6〜8 時間毎）</td></tr>
<tr><td>ピペラシリン/タゾバクタム
（ゾシン）</td><td>2.25 g
（8〜12 時間毎）</td><td>2.25 g
（6〜8 時間毎）</td><td colspan="2">2.25 g
（6 時間毎）</td></tr>
<tr><td>セファゾリン
（セファメジン）</td><td>500 mg〜1 g
（24 時間毎）</td><td>1〜2 g
（12 時間毎）</td><td colspan="2">1 g（8 時間毎）
または 2 g（12 時間毎）</td></tr>
<tr><td>セフトリアキソン
（ロセフィン）</td><td>1〜2 g
（24 時間毎）</td><td colspan="3">1〜2 g
（12〜24 時間毎）</td></tr>
</table>

一般名（商品名）	1回量（投与間隔）			
	HD	CRRT：維持投与量		
		CVVH	CVVHD	CVVHDF
セフォタキシム（セフォタックス、クラフォラン）	1～2 g（24 時間毎）	1～2 g（8～12 時間毎）	1～2 g（8 時間毎）	1～2 g（6～8 時間毎）
セフタジジム（モダシン）	500 mg～1 g（24 時間毎）	1～2 g（12 時間毎）	1 g（8 時間毎）または 2 g（12 時間毎）	
セフェピム（マキシピーム）	500 mg～1 g（24 時間毎）	1～2 g（12 時間毎）	1 g（8 時間毎）または 2 g（12 時間毎）	
アズトレオナム（アザクタム）	500 mg（12 時間毎）	1～2 g（12 時間毎）	1 g（8 時間毎）または 2 g（12 時間毎）	
メロペネム（メロペン）	500 mg～1 g（24 時間毎）	500 mg～1 g（8～12 時間毎）		
ミノサイクリン（ミノマイシン）	100 mg（12 時間毎）			
アジスロマイシン（ジスロマック）	250～500 mg（24 時間毎）			
クリンダマイシン（ダラシン S）	600 mg（8 時間毎）			
シプロフロキサシン（シプロキサン）	200～400 mg（24 時間毎）	200～400 mg（12～24 時間毎）	400 mg（12～24 時間毎）	400 mg（12 時間毎）
レボフロキサシン（クラビット）	250 mg（48 時間毎）	250 mg（24 時間毎）		
スルファメトキサゾール/トリメトプリム＝ST 合剤（バクトラミン） ※1 アンプルに 80 mg の**トリメトプリム**が含まれている	要注意⇒専門家へコンサルト（投与する場合の目安：**トリメトプリム**として 2.5～10 mg/kg※［24 時間毎］）	要注意⇒専門家へコンサルト（投与する場合の目安：**トリメトプリム**として 2.5～7.5 mg/kg※［12 時間毎］）		
メトロニダゾール（アネメトロ）	500 mg（8～12 時間毎）	500 mg（6～12 時間毎）		

抗真菌薬・抗ウイルス薬

一般名 （商品名）	1回量（投与間隔）			
	HD	CRRT（維持投与量）		
		CVVH	CVVHD	CVVHDF
フルコナゾール （ジフルカン）	200～400 mg （48～72時間毎） または100～200 mg（24時間毎）	200～400 mg（24時間毎）	400～800 mg（24時間毎）	800 mg （24時間毎）
ボリコナゾール （ブイフェンド）	静注は避け、経口薬での治療を行なう （静注添加剤が蓄積するため）			
ミカファンギン （ファンガード）	治療：100～150 mg（24時間毎） 予防：50 mg（24時間毎）			
カスポファンギン （カンサイダス）	50 mg （24時間毎）			
アムホテリシンB リポソーム製剤 （アムビゾーム）	3～5 mg/kg （24時間毎）			
アシクロビル （ゾビラックス）	2.5～5 mg/kg （24時間毎）	5 mg/kg （24時間毎） （脳炎では、10 mg/kg［24時間毎］）	5 mg/kg （12～24時間毎） （脳炎では、10 mg/kg［12～24時間毎］）	

参考文献
1)Pharmacotherapy. 2009; 29(5): 562-77／2)Front Pharmacol. 2020; 11: 786. Published 2020 May 29. doi:10.3389/fphar.2020.00786.

4　静注用バンコマイシンの投与方法

【注意！】 ここに記載したのはあくまで初期投与量なので、5 ドーズ目以降でTDM を行なうこと。また、点滴時間は 1 時間/g 以上とする。患者の体重はactual body weight（患者の実際の体重）で算出する。

1. AUC：400～600 mg・hr/L を目標とした初期投与量[1]

eGFR (mL/min/1.73 m^2)	loading dose (初回のみ) ＊1 回 3000 mg を上限[2]とする	1 回量（投与間隔）
>90	30 mg/kg	20 mg/kg/回（12 時間毎）
60～90	30 mg/kg	15 mg/kg/回（12 時間毎）
45～60	25 mg/kg	10 mg/kg/回（12 時間毎）
30～45	30 mg/kg	15 mg/kg/回（24 時間毎）
15～30※	25 mg/kg	10 mg/kg/回（24 時間毎）
5～15※	25mg/kg	4 mg/kg/回（24 時間毎）

※eGFR 30 未満は TDM 担当者に相談。

2. 透析患者の初期投与量

透析患者	1 回量（投与間隔）[3]
HD（hemodialysis、血液透析）	初回 20～25 mg/kg ⇒2 回目より透析後ごとに 7.5～10 mg/kg/回
CHDF（continuous hemodiafiltration、持続的血液濾過透析）	初回 20～25 mg/kg ⇒2 回目より 7.5～10 mg/kg/回（24 時間毎）

《目標血中濃度》

- trough は投与直前に採血。
- MIC：1mg/L を想定して、AUC：400～600 mg・hr/L を目標とする[2]。trough は 10～20 μg/mL を目安とする。

参考文献

1)J Infect Chemother. 2020; 26(5): 444-50／2)Am J Health Syst Pharm. 2020 ; 77(11): 835-64／3) 日本化学療法学会雑誌，2016; 64(3): 387-477(TDMガイドライン2016).

5　静注用アミノグリコシドの投与方法

【注意！】 ここに記載したのはあくまで初期投与量なので、2ドーズ目以降でTDMを行なうこと。

1．once daily dosing（ODD）の場合

一般名（商品名）	1回量（投与間隔）	
	CrCl＞50 mL/min	CrCl≦50 mL/min および透析患者
トブラマイシン（トブラシン）	5〜7 mg/kg（24時間毎）	専門家へコンサルト
ゲンタマイシン（ゲンタシン）	5〜7 mg/kg（24時間毎）	
アミカシン（アミカシン）	15〜20 mg/kg（24時間毎）	

・患者の体重は actual body weight（患者の実際の体重＝実測体重）で算出する。ただし、実測体重が理想体重から20%以上の患者では adjusted body weight（補正体重）を用いる。
補正体重（kg）＝理想体重＋（0.4 × [実測体重－理想体重]）
理想体重（kg）＝身長（m）× 身長（m）× 22

《トブラマイシン、ゲンタマイシンの目標血中濃度》
peak は点滴開始1時間後、trough は投与直前に採血。
① MIC：2 μg/mL または重症
peak 15〜20 μg/mL 以上、trough＜1 μg/mL
② MIC：1 μg/mL 以下または軽・中等症
peak 8〜10 μg/mL 以上、trough＜1 μg/mL

《アミカシンの目標血中濃度》
peak は点滴開始1時間後、trough は投与直前に採血。
① MIC：8 μg/mL または重症
peak 50〜60 μg/mL、trough＜4 μg/mL
② MIC：4 μg/mL 以下または軽・中等症
peak 41〜49 μg/mL、trough＜4 μg/mL

2. グラム陽性球菌感染（*Enterococcus*、*Staphylococcus aureus*、*Streptococcus* など）への併用療法

一般名（商品名）	1 回量（投与間隔）	
	CrCl＞50 mL／min	CrCl≦50 mL／min および透析患者
ゲンタマイシン （ゲンタシン）	3 mg／kg／day （1〜3 分割）	専門家へコンサルト

・適応としては上記菌群による心内膜炎や敗血症など。
・患者の体重は actual body weight（患者の実際の体重＝実測体重）で算出する。ただし、実測体重が理想体重から 20％以上の患者では adjusted body weight（補正体重）を用いる。
補正体重（kg）＝理想体重＋［0.4 ×（実測体重－理想体重）］
理想体重（kg）＝身長（m）× 身長（m）× 22

《ゲンタマイシンの目標血中濃度（3 分割投与時）》

peak は点滴開始 1 時間後、trough は投与直前に採血。

・peak 3〜5 μg／mL、trough＜1 μg／mL
（1 分割投与時の目標血中濃度は明確でない）

6　経口抗菌薬の投与方法

（規格は主なものを記載）

一般名（商品名）	1回量（投与回数）
アモキシシリン （サワシリン、1Cp：250 mg）	肺炎：500 mg（2Cp）（1日4回） 中耳炎：500 mg（2Cp）（1日3回） 尿路感染：500 mg（2Cp）（1日3〜4回） その他：500 mg（2Cp）（1日3〜4回）
アモキシシリン/クラブラン酸 （オーグメンチン、1錠：375 mg［アモキシシリン：250 mg/クラブラン酸：125 mg］）	750 mg（2錠）（1日3回） または 375 mg（1錠）（1日3回）＋**アモキシシリン**：250 mg（1Cp）（1日3回）
セファレキシン （ケフレックス、1Cp：250 mg）	500 mg（2Cp）（1日3〜4回）
クラリスロマイシン （クラリシッド、1錠：200 mg）	200〜400 mg（1〜2錠）（1日2回）
アジスロマイシン （ジスロマック、1錠：250 mg）	500 mg（2錠）（1日1回）
ミノサイクリン （ミノマイシン、1Cp：100 mg）	初日100 mg（1 Cp）（1日2回） ⇒2日目より100 mg（1 Cp）（1日1〜2回）
ドキシサイクリン （ビブラマイシン、1錠：100 mg）	初日100 mg（1錠）（1日2回） ⇒2日目より100 mg（1錠）（1日1〜2回）
クリンダマイシン （ダラシン、1Cp：150 mg）	300〜450 mg（2〜3Cp）（1日3〜4回）
シプロフロキサシン （シプロキサン、1錠：200 mg）	400 mg（2錠）（1日2回）
レボフロキサシン （クラビット、1錠：500 mg）	500 mg（1錠）（1日1回）

一般名（商品名）	1回量（投与回数）
スルファメトキサゾール/トリメトプリム＝ST合剤 （バクタ、1錠［スルファメトキサゾール：400 mg/トリメトプリム：80 mg］） ※1錠に400 mgのスルファメトキサゾール、80 mgのトリメトプリムが含まれている	［*Pneumocystis* 肺炎］ **スルファメトキサゾール**：1600 mg/**トリメトプリム**：320 mg※（4錠） （1日3〜4回） ［上記以外］ **スルファメトキサゾール**：800 mg/**トリメトプリム**：160 mg※（2錠） （1日2回） ただし、治療対象により推奨投与量が異なるため、他の成書を確認すること
メトロニダゾール （フラジール、1錠：250 mg）	500 mg（2錠）（1日3回）または 250 mg（1錠）（1日4回）

抗真菌薬・抗ウイルス薬

一般名（商品名）	1回量（投与回数）
フルコナゾール （ジフルカン、1Cp：100 mg）	400 mg（4Cp）（1日1回）
ボリコナゾール （ブイフェンド、1錠：50 mg または 200 mg）	［体重40 kg以上］ 初日300 mg（200 mg 1錠+50mg 2錠） （1日2回） ⇒2日目より150〜200 mg（50 mg 3錠〜200mg 1錠） （1日2回） ［体重40 kg以下］ 初日150 mg（50 mg 3錠） （1日2回） ⇒2日目より100 mg（50 mg 2錠） （1日2回） ⇒定常状態となる5〜7日目以降に血中濃度を測定。目標trough 1〜5 μg/mL
オセルタミビル （タミフル、1Cp：75 mg）	75 mg（1Cp）（1日2回）

7　経口抗菌薬の投与方法（腎機能障害時）

（規格は主なものを記載）

一般名（商品名）	1回量（投与回数）			
	CrCl >50 mL/min	CrCl 30〜50 mL/min	CrCl 10〜30 mL/min	CrCl <10 mL/min または HD
アモキシシリン（サワシリン、1Cp：250 mg）	500 mg（2Cp）（1日3回）	500 mg（2Cp）（1日2〜3回）	500 mg（2Cp）（1日2回）	500 mg（2Cp）（1日1回）HD日はHD後
アモキシシリン/クラブラン酸（オーグメンチン、1錠：375 mg［アモキシシリン：250 mg/クラブラン酸：125 mg］）	750 mg（2錠）（1日3回） または 375 mg（1錠）（1日3回）＋アモキシシリン：250 mg（1 Cp）（1日3回）	750 mg（2錠）（1日2回） または 375 mg（1錠）（1日2回）＋アモキシシリン：250 mg（1 Cp）（1日2回）	375〜750 mg（1〜2錠）（1日2回） または 375 mg（1錠）（1日2回）＋アモキシシリン：250 mg（1 Cp）（1日2回）	375〜750 mg（1〜2錠）（1日1回） または 375 mg（1錠）（1日1回）＋アモキシシリン：250 mg（1 Cp）（1日1回） HD日はHD後
セファレキシン（ケフレックス、1Cp：250 mg）	500 mg（2Cp）（1日3〜4回）	250 mg（1Cp）（1日4回）	250 mg（1Cp）（1日3回）	250 mg（1Cp）（1日2〜3回）HDは250 mg（1Cp）（1日2回）
クラリスロマイシン（クラリシッド、1錠：200 mg）	200〜400 mg（1〜2錠）（1日2回）			200 mg（1錠）（1日1回）
アジスロマイシン（ジスロマック、1錠：250 mg）	500 mg（2錠）（1日1回）	投与量・間隔の調整は不要		
ミノサイクリン（ミノマイシン、1Cp：100 mg）	初日100 mg（1 Cp）（1日2回）⇒2日目より100 mg（1 Cp）（1日1〜2回）	投与量・間隔の調整は不要		

一般名（商品名）	1回量（投与回数）			
	CrCl >50 mL/min	CrCl 30〜50 mL/min	CrCl 10〜30 mL/min	CrCl <10 mL/min または HD
ドキシサイクリン （ビブラマイシン、1錠：100 mg）	初日 100 mg （1錠） （1日2回） ⇒2日目より 100 mg （1錠） （1日1〜2回）	投与量・間隔の調整は不要		
クリンダマイシン （ダラシン、1Cp：150mg）	300〜450 mg （2〜3Cp） （1日3〜4回）	投与量・間隔の調整は不要		
シプロフロキサシン （シプロキサン、1錠：200 mg）	200〜400 mg （1〜2錠） （1日2回）	400 mg（2錠） （1日1回）	200 mg（1錠） （1日1回）	
レボフロキサシン （クラビット、1錠：500 mg）	500 mg（1錠） （1日1回）	[CrCl：20〜50] 初日 500 mg （1錠） ⇒2日目より 250 mg （0.5錠） （1日1回）	[CrCl：20未満] 初日 500 mg（1錠） ⇒3日目より 250 mg（0.5錠） （2日に1回）	
スルファメトキサゾール/トリメトプリム＝ST合剤 （バクタ、1錠［スルファメトキサゾール：400 mg、トリメトプリム：80 mg］） ※1錠に400 mgのスルファメトキサゾール、80 mgのトリメトプリムが含まれている	[*Pneumocystis* 肺炎] **スルファメトキサゾール**：1600 mg/ **トリメトプリム**：320 mg※ （4錠）（1日3〜4回） [上記以外] **スルファメトキサゾール**：800 mg/ **トリメトプリム**：160 mg※ （2錠）（1日2回）		[*Pneumocystis* 肺炎] **スルファメトキサゾール**：1600 mg/ **トリメトプリム**：320 mg※ （4錠）（1日2回） [上記以外] **スルファメトキサゾール**：400〜800 mg/ **トリメトプリム**：80〜160 mg※ （1〜2錠） （1日2回）	要注意⇒専門家へコンサルト（投与する場合の目安：**トリメトプリム**として5 mg/kg※［24時間毎］、HDではトリメトプリムとして2.5〜10 mg/kg［24時間毎］）HD日はHD後
メトロニダゾール （フラジール、1錠：250 mg）	500 mg（2錠）（1日3回）			500 mg（2錠） （1日2回）

抗真菌薬・抗ウイルス薬

一般名（商品名）	1回量（投与回数）			
	CrCl >50 mL/min	CrCl 30～50 mL/min	CrCl 10～30 mL/min	CrCl <10 mL/min または HD
フルコナゾール（ジフルカン、1Cp：100 mg）	400 mg（4Cp）（1日1回）	200 mg（2Cp）（1日1回）HD日はHD後		
ボリコナゾール（ブイフェンド、1錠：50 mg または 200 mg）	[体重40 kg以上] 初日300 mg（200 mg 1錠+50 mg 2錠）（1日2回）⇒2日目より150～200 mg（50 mg 3錠～200 mg 1錠）（1日2回） [体重40 kg以下] 初日150 mg（50 mg 3錠）（1日2回）⇒2日目より100 mg（50 mg 2錠）（1日2回）	投与量・間隔の調整は不要		
オセルタミビル（タミフル、1Cp：75 mg）	75 mg（1Cp）（1日2回）5日分		75 mg（1Cp）（1日1回）5日分	75 mg（1Cp）（1日1回）1日分

参考文献
1）サンフォード感染症治療ガイド2019（第49版），ライフサイエンス出版，2019／2）腎機能別薬剤投与量POKETBOOK 第3版，じほう，2020.

8　周術期予防的抗菌薬の投与方法

ポイント

✓**手術部位の菌量を減らして感染の機会を減らすことが目的。**

①皮膚切開部のブドウ球菌ならびに手術部位別の内因性細菌叢をカバー。

②メチシリン耐性ブドウ球菌（MRSA など）による手術部位感染（SSI）の可能性が高い場合には**バンコマイシン**使用を考慮。

③βラクタムアレルギーを有する場合、グラム陽性菌には**バンコマイシン**または**クリンダマイシン**、グラム陰性菌には**アミノグリコシド系**または**フルオロキノロン**、嫌気性菌には**メトロニダゾール**または**クリンダマイシン**を使用。

④一般的な投与方法は以下のとおり。

(1) 投与経路：基本は経静脈的。

(2) 投与量：治療量と同じ（体重 80 kg 以上では、**セファゾリン・セフメタゾール**：2 g/回、**アンピシリン/スルバクタム**：3 g/回で使用）。

(3) 投与のタイミング：

・開始時期：切開の 1 時間前以内に投与を開始。ただし、**バンコマイシン**または**フルオロキノロン**を使用する場合、レッドマン症候群や血管痛を避けるために切開の 2 時間前以内に 1 時間以上かけて投与。

・術中の追加投与：長時間手術の場合、半減期のおよそ 2 倍の間隔での追加投与。

⇒腎機能が正常であれば、**セファゾリン**、**セフメタゾール**、**アンピシリン/スルバクタム**は 3 時間毎に投与。

(4) 投与期間：基本は術前と術中のみの投与。術後に継続する場合でも術後 24 時間以内まで（心臓手術では 48 時間以内まで）。

領域	原因微生物	予防的抗菌薬（1 回量）
心臓・血管外科	*Staphylococcus aureus* *Staphylococcus epidermidis*	**セファゾリン**：1 g/回 [MRSA までカバーする場合] 上記に併用し **バンコマイシン**：15 mg/kg/回（実測体重、最大 2 g まで）
呼吸器外科	*Staphylococcus aureus* *Streptococcus* Enteric gram-negative bacilli	**セファゾリン**：1 g/回
上部消化管外科（食道、胃、十二指腸）	Enteric gram-negative bacilli Gram-positive cocci	**セファゾリン**：1 g/回
下部消化管外科（小腸、大腸、肛門）	Enteric gram-negative bacilli *Bacteroides*	**セフメタゾール**：1 g/回

領域	原因微生物	予防的抗菌薬（1 回量）
肝・胆・膵外科	Enteric gram-negative bacilli	**セファゾリン**：1 g/回 術前胆道ドレナージ症例では、胆汁培養からの検出菌を考慮して抗菌薬を選択
耳鼻咽喉科 （耳、鼻：口腔を開放しない）	*Staphylococcus aureus* *Streptococcus*	**セファゾリン**：1 g/回
耳鼻咽喉科 （口腔、咽頭、喉頭：口腔を開放する）	*Staphylococcus aureus* *Streptococcus* *Peptostreptococcus species*	**アンピシリン/スルバクタム**：1.5〜3 g/回
産科 （帝王切開）	*Staphylococcus aureus* *Streptococcus* Enteric gram-negative bacilli	**セファゾリン**：1 g/回
婦人科 （子宮摘出）	Group B *Streptococcus* Enteric gram-negative bacilli *Bacteroides*	**セフメタゾール**：1 g/回
泌尿器科	Enteric gram-negative bacilli	**セファゾリン**：1 g/回 [消化管利用を伴う場合] **セフメタゾール**：1 g/回
脳神経外科	*Staphylococcus aureus* *Staphylococcus epidermidis*	**セファゾリン**：1 g/回
整形外科	*Staphylococcus aureus* *Staphylococcus epidermidis*	**セファゾリン**：1 g/回 [MRSA までカバーする場合] 上記に併用し **バンコマイシン**：15 mg/kg/回（実測体重、最大 2 g まで）
乳腺外科	*Staphylococcus aureus* *Streptococcus*	**セファゾリン**：1 g/回

参考文献
1)Am J Health Syst Pharm. 2013; 70(3)：195-283／2) 日本外科感染症学会雑誌. 2016; 13(2)：79-158／3)Anderson, D.J., Antimicrobial prophylaxis for prevention of surgical site infection in adults. UpToDate, 2016／4)Infect Control Hosp Epidemiol. 1999; 20(4)：250-78; quiz 279-80／5)Am J Health Syst Pharm. 1999; 56(18)：1839-88.

Ⅵ

グラム染色クイックリファレンス

本章ページ下にあるQR コードを読み込めば、グラム染色図を画像で見ることができます。URL 末尾の番号と図番号が同じであれば正しく読み込めています。うまく読み込めない場合は何度かやり直してみてください。

1　グラム陽性双球菌
(Gram-positive diplo-coccus)

想定される菌	*Streptococcus pneumoniae*（肺炎球菌）、*Streptococcus* spp.（レンサ球菌）

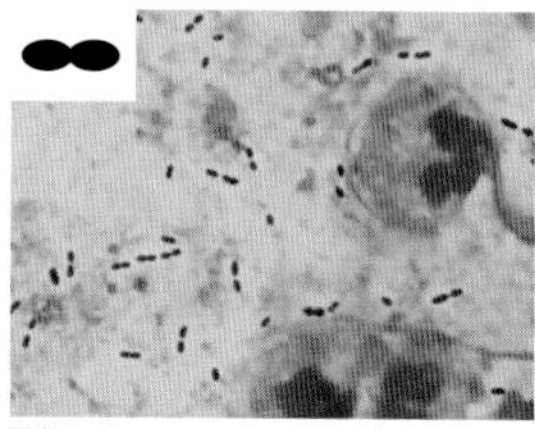
写真 1　*S. pneumoniae*　莢膜（+）（喀痰）

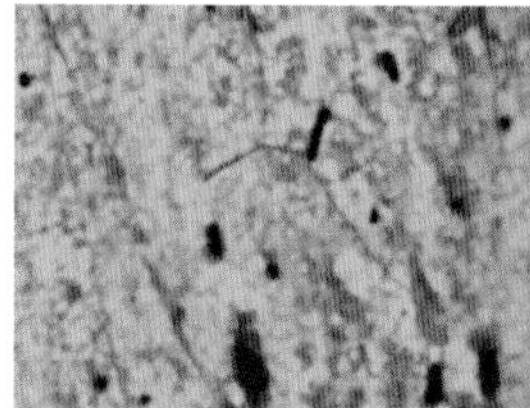
写真 2　*S. pneumoniae* ムコイド産生型（喀痰）

- 楕円形の双球菌が縦に並ぶ。莢膜が菌周囲の透明帯（halo）として観察される（**写真 1**）。
- 肺炎球菌には、連鎖する菌にピンク色の被膜を伴うムコイド産生型がある（**写真 2**）。薬剤感受性は良好である[1)]。
- 強拡大で 1 視野 10 個以上の双球菌が見られれば、約 90% の確率で肺炎球菌である[2)]。
- 腸球菌と形態が似るが典型的な莢膜やムコイド産生があれば鑑別可能である。

写真 1

写真 2

2　グラム陽性球菌/連鎖形成
(Gram-positive coccus in chain)

想定される菌	*Streptococcus pneumoniae*、*Streptococcus* spp.、*Enterococcus* spp.（腸球菌）、*Peptostreptococcus* spp.（ペプトストレプトコッカス） など

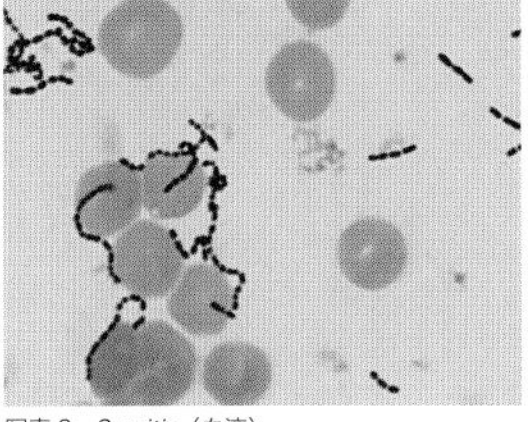

写真3　*S. mitis*（血液）

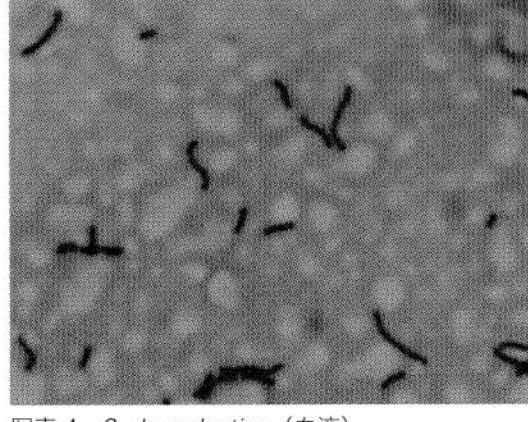

写真4　*S. dysgalactiae*（血液）

・連鎖を形成する陽性球菌。

・菌種の鑑別は形態学的には困難であるため、溶血性を参考にする（**写真3** は溶血なし、**写真4** は溶血あり）。

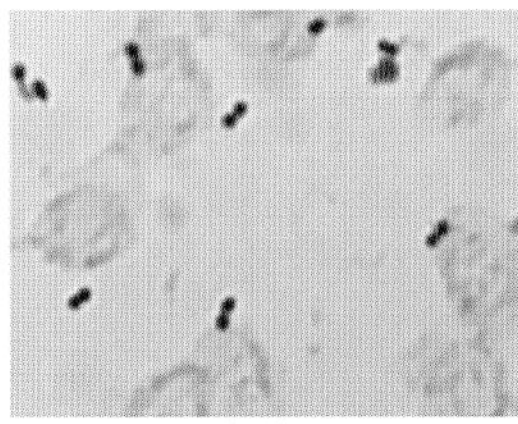

写真5　*E. faecalis*（血液）

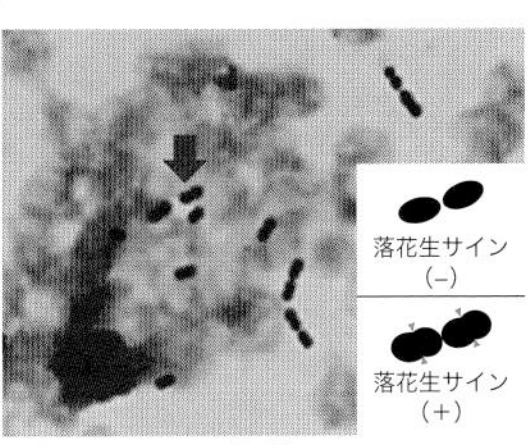

写真6　*E. faecium*（血液）
（イラスト：林俊誠，吉田勝一：感染症誌．2019; 93(3): 306-11．より引用）

・腸球菌はレンサ球菌に比べて連鎖の数が少なく、多くが4〜8連鎖で、連鎖の数からレンサ球菌と腸球菌を鑑別する（**写真5、6**）。

・落花生の殻のように菌体の中央両側に連鎖軸と直交する対称性の切痕が確認できる所見は「落花生サイン」と呼ばれ（**写真6** 赤矢印）、ペニシリン感受性腸球菌（落花生サインなし）と非感受性腸球菌（落花生サインあり）を迅速に判定できる（感度：78〜94%、特異度：96〜78%）[3]。

写真3

写真4

写真5

写真6

3 グラム陽性球菌/塊状形成
(Gram-positive coccus in cluster)

想定される菌	*Staphylococcus aureus*（黄色ブドウ球菌）、Coagulase-negative staphylococci（CNS） など

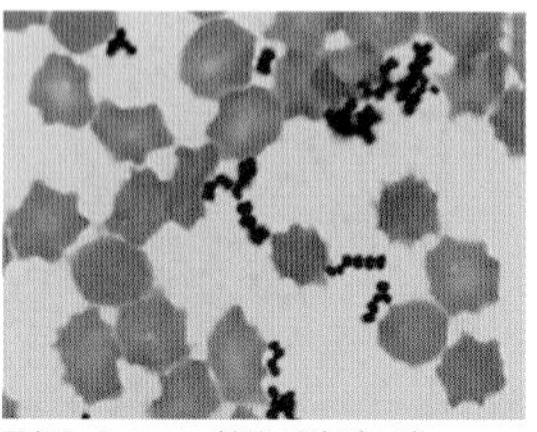
写真 7 *S. aureus*（血液：好気ボトル）

写真 8 *S. aureus*（血液：嫌気ボトル）

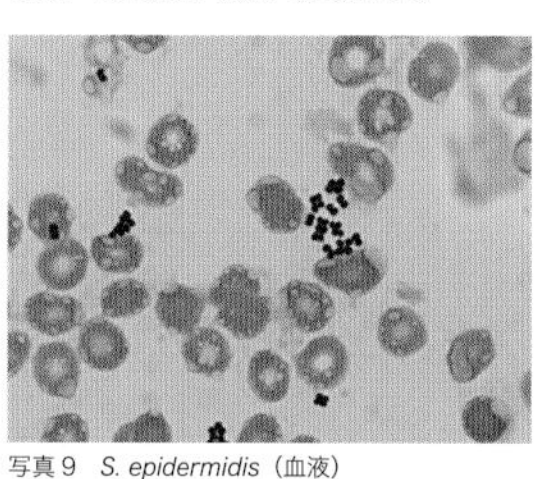
写真 9 *S. epidermidis*（血液）

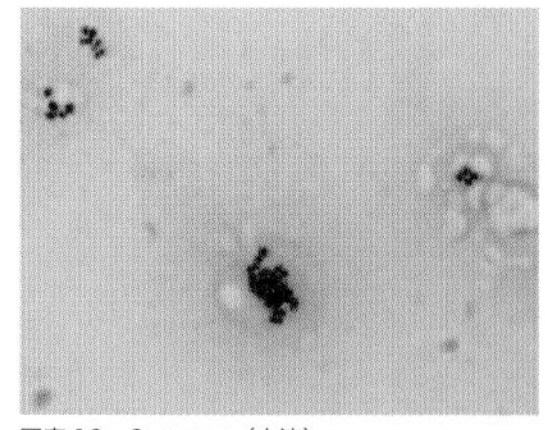
写真 10 *S. aureus*（血液）

・比較的大きめのぶどうの房状の陽性球菌。
・*S. aureus* の場合は血液培養の好気ボトルで 1 つの粒が大きく、房を形成する傾向が強く立体的に見える特徴がある（**写真 7**）。一方で、嫌気ボトルでは粒が小さく、密集せずバラバラで平面的に見える（**写真 8**）。CNS ではこういった特徴はなく、好気・嫌気ボトル共に *S. aureus* の嫌気ボトルのように見える（**写真 9**）[4, 5]。
・BACT/ALERT® の血液培養ボトルでは、*S. aureus* の場合は菌体の周りがピンクに染まる（oozing sign、**写真 10**）特徴がある（感度：78.7%、特異度：95.0%）[6]。

写真 7 

写真 8 

写真 9 

写真 10

4　グラム陽性桿菌
(Gram-positive rod)

想定される菌	*Bacillus* spp.、*Corynebacterium* spp.、*Clostridium* spp.、*Listeria monocytogenes*　など

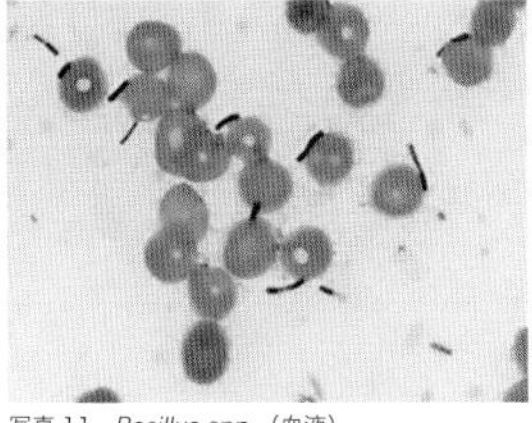

写真 11　*Bacillus* spp.（血液）

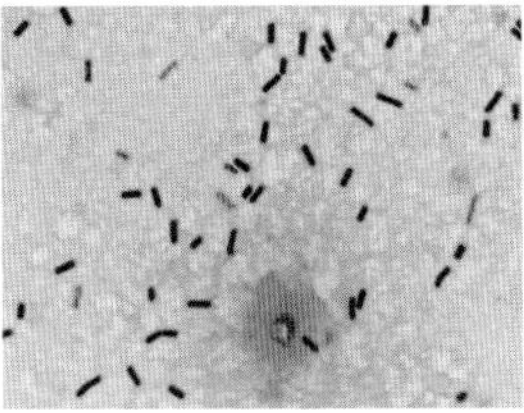

写真 12　*Clostridium perfringens*（血液）

・*Bacillus* は大型の陽性桿菌で、一部で陰性を呈することがある（gram-variable bacilli）。辺縁がやや丸い（**写真 11**）。
・*Clostridium* は大型の陽性桿菌で、gram-variable（グラム陽性の染まりが不安定）を呈する。辺縁がやや四角い（**写真 12**）。

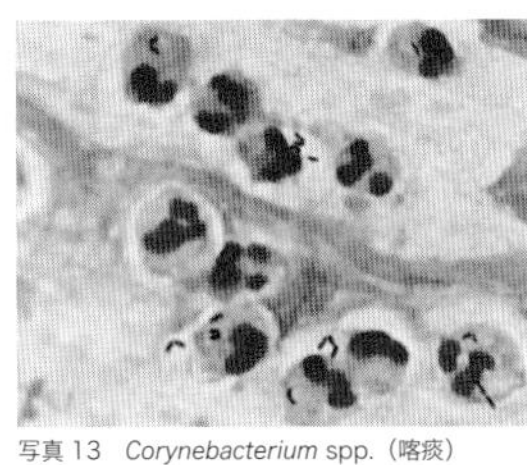

写真 13　*Corynebacterium* spp.（喀痰）

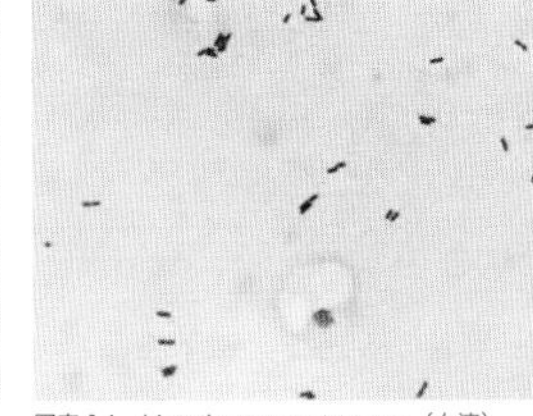

写真 14　*Listeria monocytogenes*（血液）

・*Corynebacterium* は小型の陽性桿菌で「八の字型」を呈する（**写真 13**）。
・*Listeria* は小型のグラム陽性桿菌。gram-variable を呈することがある（**写真 14**）。

写真 11

写真 13

写真 12

写真 14

5　グラム陰性双球菌
(Gram-negative diplo-coccus)

想定される菌	*Moraxella catarrhalis*、*Neisseria gonorrhoeae*（淋菌）、*Neisseria meningitidis*（髄膜炎菌）、*Acinetobacter* spp.　など

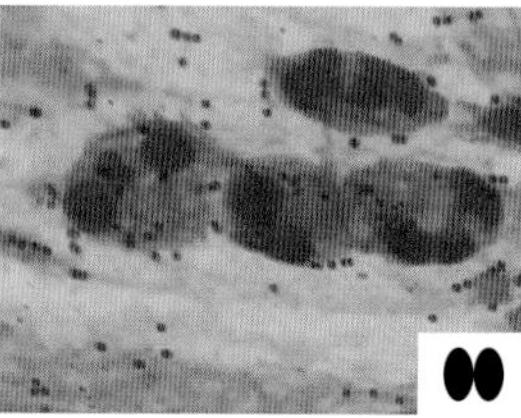

写真 15　*M. catarrhalis*（喀痰）

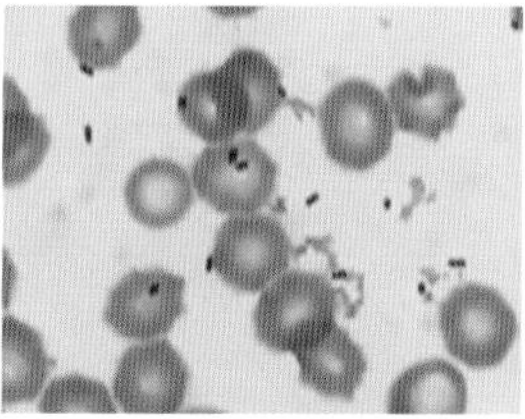

写真 16　*A. baumannii*（血液）

・*M. catarrhalis* は、そら豆状のふくふくとした双球菌で、肺炎球菌と異なり並列に並ぶ。一部が陽性に染まることがある（**写真 15**）。

・*Acinetobacter* は *M. catarrhalis* に似るが、桿菌の形態を呈する部位もある。一部が陽性に染まることがある（**写真 16**）。

・形態学的な鑑別は困難なので、検出部位を参考にする。

6　グラム陰性球桿菌
(Gram-negative cocco-bacillus)

想定される菌	*Haemophilus influenzae*（インフルエンザ桿菌）、*Pasteurella* spp.（パスツレラ）、*Brucella* spp.（ブルセラ）、*Bordetella pertussis*（百日咳菌）

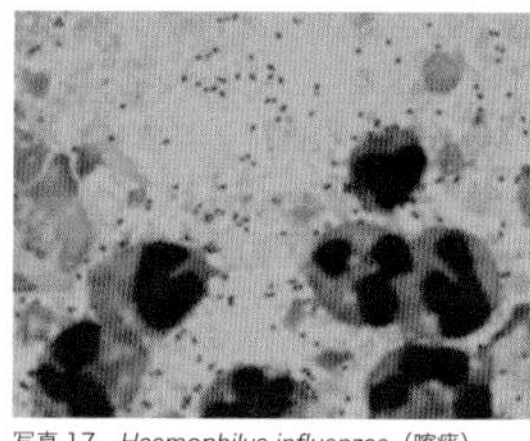

写真 17　*Haemophilus influenzae*（喀痰）

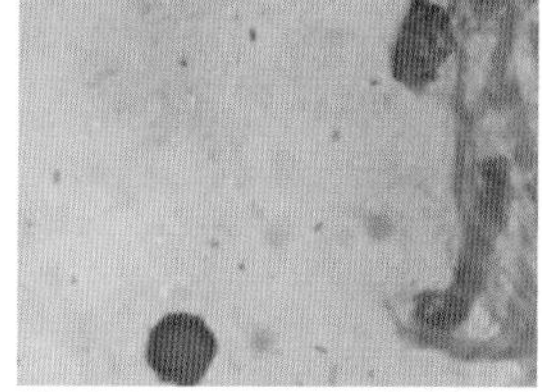

写真 18　*Pasteurella multocida*（気管支肺胞洗浄液）

・小型の多形性に富む短桿菌。背景に重なり見逃されやすい。一部フィラメント化して見えることがある（**写真 17、18**）。

写真 15 

写真 16 

写真 17 

写真 18 

7　グラム陰性桿菌（中間～大サイズ）
(Gram-negative rod middle[or large]-sized)

想定される菌	*Escherichia coli*（大腸菌）、*Klebsiella pneumoniae*（肺炎桿菌）、*Enterobacter* spp.、*Citrobacter* spp. など

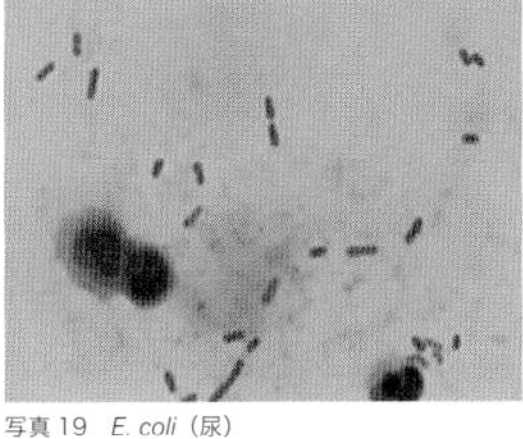
写真 19　*E. coli*（尿）

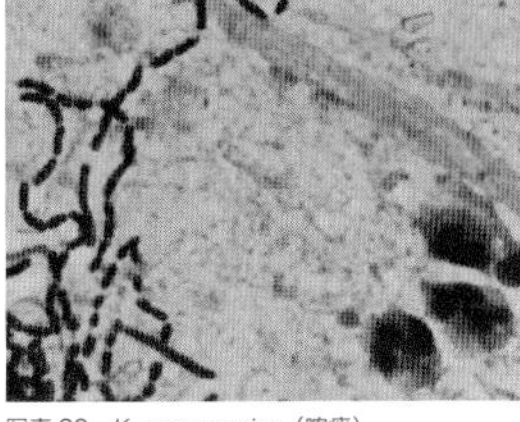
写真 20　*K. pneumoniae*（喀痰）

・菌の長さは様々だが、幅の太い陰性桿菌を呈する（**写真 19、20**）。
・*K. pneumoniae* はより菌体が太く、両端は鈍縁である。莢膜（halo）をもつが見えないこともある。周囲にピンク色のムコイドを呈することがある（**写真 20**）。

8　グラム陰性桿菌（小サイズ）
(Gram-negative rod small-sized)

想定される菌	*Pseudomonas aeruginosa*（緑膿菌）、*Stenotrophomonas maltophilia*、*Burkholderia cepacia*、*Serratia marcescens*、*Bacteroides* spp.、*Fusobacterium* spp. など

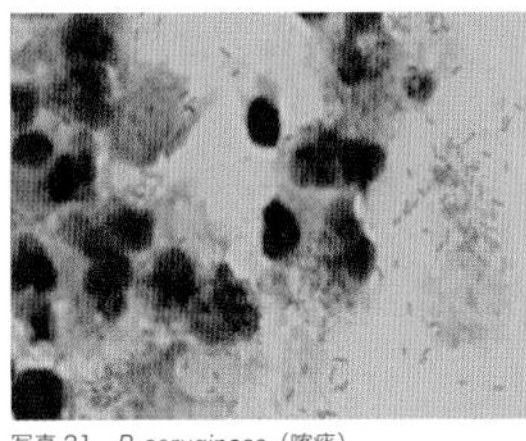
写真 21　*P. aeruginosa*（喀痰）

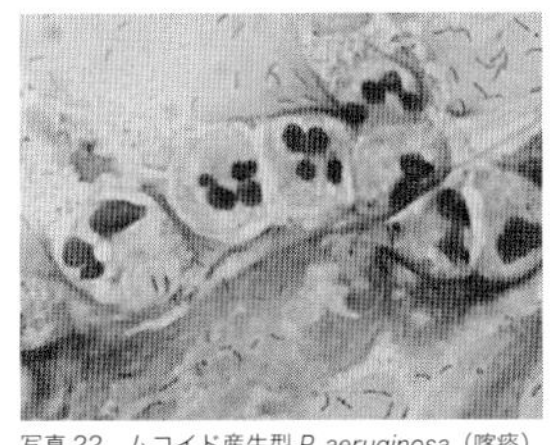
写真 22　ムコイド産生型 *P. aeruginosa*（喀痰）

・幅の細い陰性桿菌で、長さは様々である（**写真 21、22**）。
・緑膿菌は細い菌体の周囲にムコイドを認めることがある（**写真 22**）。

写真 19

写真 20

写真 21

写真 22

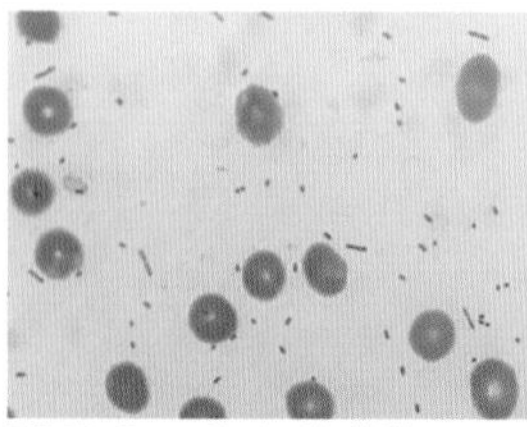
写真 23　*Bacteroides fragilis*（血液）

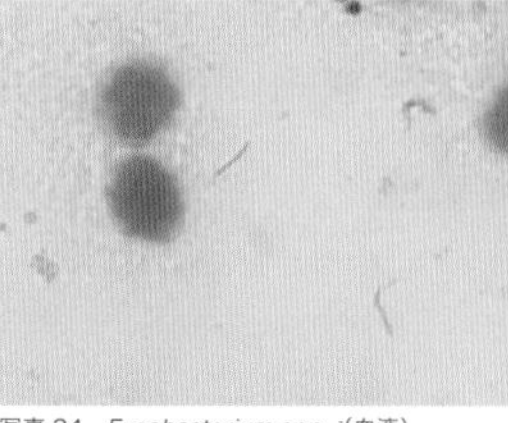
写真 24　*Fusobacterium* spp.（血液）

・*Bacteroides* は薄染性で、球桿菌状の菌体から、腸内細菌科、緑膿菌程度の大きさまで、大小不同で多形性に富む（**写真 23**）。
・*Fusobacterium* は両端が尖った細長い紡錘形の陰性桿菌である（**写真 24**）。

9　*Candida*

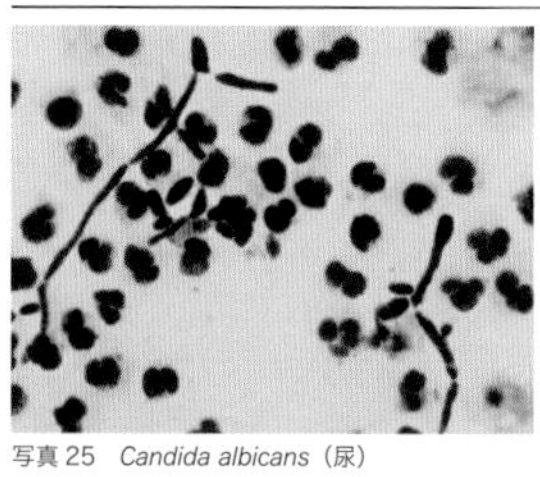
写真 25　*Candida albicans*（尿）

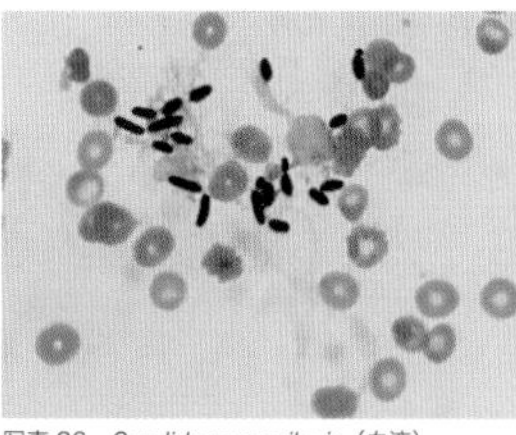
写真 26　*Candida parapsilosis*（血液）

・グラム陽性の酵母で、大きさは細菌よりもはるかに大きい（**写真 25、26**）。
・*Candida glablata* 以外は細長い仮性菌糸を伸ばすことがあるが、*C. albicans* においてよくみられる（**写真 25**）。

参考文献
1) Ann Lab Med. 2015;35(4):410-5／2) JAMA. 1978;239(25):2671-3／3) 感染症誌. 2019;93(3):306-11／4) J Clin Pathol. 2004;57(2):199-201／5) Kansenshogaku Zasshi. 2008;82(6):656-7／6) BMC Infect Dis. 2018;18(1):490.

写真 23

写真 24

写真 25

写真 26

新訂 第4版 感染症診療の手引き
正しい感染症診療と抗菌薬適正使用を目指して

発　行　2023年8月23日　第4版第2刷
2021年9月7日　第4版第1刷
2017年4月7日　第3版第1刷
2013年12月5日　第2版第1刷
2011年12月19日　第1版第1刷

編　著　感染症診療の手引き編集委員会 ©

装　画　河村一郎

デザイン　森　裕昌（森デザイン室）

発行者　藤本浩喜

編集協力　岡部順子

発行所　有限会社シーニュ
〒156-0041　東京都世田谷区大原 2-21-3
TEL ＋ FAX　03-5300-2081
www.thesigne.jp

印刷・製本　（株）双文社印刷

ISBN　978-4-910440-01-9　¥1300E

『感染症診療の手引き』をご購入いただいた方へ
特別付録 電子書籍版（PDF 版）のお知らせ

特別付録として、『感染症診療の手引き』の電子書籍版（PDF 版）を無料でダウンロードすることができます。

【手順】

①ダウンロードサイトにアクセスしてください（巻末の綴じ込みシールの中にサイト URL［QR コード］を示しています）。

②袋綴じ内にある 16 桁のシリアルコードと、ご自身のメールアドレスを入力してください。

③入力したメールアドレス宛に「認証コード」が届きます。また、画面に「認証コード」の入力ボックスが現れます。

④「認証コード」を入力して「送信」ボタンを押すと、電子書籍 PDF のダウンロードができる URL が表示されます（入力したメールアドレス宛にも同じ URL 情報が届きます）。

⑤ URL をクリックして電子書籍版（PDF 版）をダウンロードしてください（一定期間後、ダウンロードできなくなります）。

【注意点】

①電子書籍 PDF はご購入いただいたご本人のみに提供するものです。

②**電子書籍 PDF には、不正利用を防ぐ目的で全ページに利用者情報（登録者のシリアルコードとメールアドレス）が組み込まれています**。これらは見えないようになっていますが、表紙ページのみ、利用者のシリアルコードが表示されています。

③電子書籍 PDF は個人利用であれば自由にお使いいただけます。ただし、他人へのコピー、譲渡、共有（共有 PC やクラウド上にデータを置いて複数名で読むことなど）、販売はすべて禁止となります。

④ 1 冊につき 1 ライセンスです。ライセンス使用済みの中古書では利用できません。

⑤サイトからのダウンロードを保証する期間は 2021 年 9 月 10 日から 2025 年 9 月 10 日までとなります。